ÉTUDE CRITIQUE

SUR

LA SEPTICÉMIE ET LA PYOHÉMIE

(CLINIQUE ET EXPÉRIMENTATION)

PAR LE

Dr E. TÉDENAT

Prosecteur à la Faculté de médecine de Lyon,
Ancien interne lauréat des Hôpitaux et de la Maternité,
(Prix Bonnet 1873),
Ex-aide de clinique des maladies des enfants.

PARIS
ADRIEN DELAHAYE ET Cie, LIBRAIRES
Place de l'École-de-Médecine, 23

1879

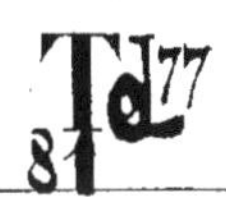

ÉTUDE CRITIQUE

SUR

LA SEPTICÉMIE ET LA PYOHÉMIE

ÉTUDE CRITIQUE

SUR

LA SEPTICÉMIE ET LA PYOHÉMIE

(CLINIQUE ET EXPÉRIMENTATION)

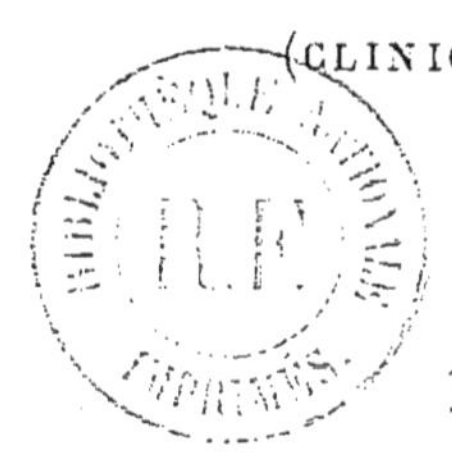

PAR LE

Dr E. TÉDENAT

Prosecteur à la Faculté de médecine de Lyon,
Ancien interne lauréat des Hôpitaux et de la Maternité,
(Prix Bonnet 1873),
Ex-aide de clinique des maladies des enfants.

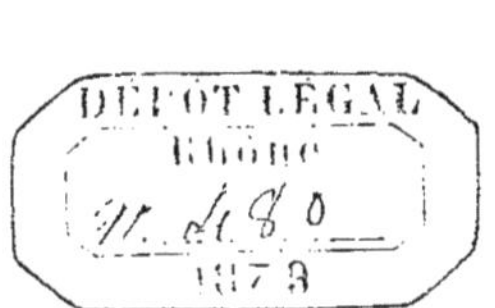

PARIS
ADRIEN DELAHAYE ET Cie, LIBRAIRES
Place de l'École-de-Médecine, 23

1879

AVANT-PROPOS

Des états fébriles souvent mortels se produisent chez les blessés et les malades qui ont été l'objet d'opérations chirurgicales sanglantes. Ils revêtent des formes assez typiques pour qu'on soit amené à chercher dans la plaie elle-même la cause des accidents ; d'autant plus qu'ils coïncident presque toujours avec des modifications diverses de la plaie, telles que : la diminution de la suppuration, la rétention du pus, sa décomposition, des thromboses, des inflammations dans les veines, les lymphatiques.

On a successivement cherché l'explication des phénomènes généraux dans les différents troubles d'évolution locale ; la résorption du pus ou de produits putrides a surtout été incriminée. Cette théorie donnait la clé de la pathogénie de la lésion, longtemps considérée comme pathognomonique : les abcès métastatiques.

L'inoculation de pus ou de tissus en putréfaction a permis de provoquer chez les animaux des états fébriles semblables, mais le plus souvent les abcès métastatiques manquent.

Cette septicémie expérimentale existe-t-elle dans l'espèce humaine ?

Est-elle de même nature que l'infection purulente classique ou pyohémie ?

Son existence chez l'homme n'est pas douteuse. La plupart des chirurgiens allemands la distinguent de la pyohémie au point de vue des symptômes, des causes et des lésions anatomiques ; mais ils sont obligés d'admettre, tant la distinction est difficile dans certains cas, une forme mixte : la septico-pyohémie.

En France, Verneuil, Gosselin, en Angleterre le plus grand nombre des chirurgiens regardent la septicémie et la pyohémie comme des affections de même nature reconnaissant une cause univoque : l'altération profonde du sang.

Nous venons de dire que l'absorption de la matière infectante peut se faire par la plaie ; elle se ferait également par l'appareil respiratoire, par les voies digestives.

On est peu d'accord sur sa nature. Pour les uns (Bergmann, Verneuil...), l'agent septique est un poison soluble isolable à l'état cristallisé. Pour d'autres (Chauveau, Panum, Klebs...), il serait constitué par des éléments figurés.

La fréquence plus grande de la septicémie et de la pyohémie dans les hôpitaux a été mise sur le compte de miasmes qui se dégagent de la surface des plaies ou des diverses excrétions des malades.

Depuis les travaux de Pasteur, on l'attribue à l'action de protorganismes qui devraient leur aptitude septogène à une sorte de culture, de sélection permanente qui trouverait des conditions favorables à sa réalisation dans les salles où sont réunis de nombreux blessés.

Le rôle de ces microbes est loin d'être complètement déterminé.

Quelques auteurs regardent leur présence comme un épiphénomène sans importance...

D'autres limitent leurs fonctions à la production du poison septique...

Il est enfin une troisième opinion défendue par Pasteur, Klebs... Pour ces savants, les protorganismes s'introduisent dans le sang, s'y multiplient et y vivent en parasites.

Pour eux, la septicémie et la pyohémie sont des affections parasitaires; la thérapeutique ne doit avoir d'autre objectif que d'empêcher l'évolution du parasitisme, soit dans la plaie, soit dans l'organisme.

La médication antiseptique est destinée à remplir cette double indication.

Y a-t-il des médicaments possédant une action spécifique, en vertu de laquelle ils s'opposent aux phénomènes de septicité ?

Dans une question aussi complexe, en présence de théories et d'expériences contradictoires, il est difficile de se faire une opinion.

Nous avons, de notre côté, fait un certain nombre d'expériences. Mais quand nous avons voulu comparer nos résultats, il nous a été impossible de conclure. Aussi bien, nous nous sommes contenté d'intercaler les faits qui nous ont paru probants, à seule fin de justifier notre rôle de critique.

Avant de terminer, je ne saurais trop remercier mon excellent maître, M. le professeur L. Tripier, qui a mis à ma disposition les ressources de son laboratoire et m'a aidé de ses conseils et de ses lumières.

ÉTUDE CRITIQUE

SUR

LA SEPTICÉMIE ET LA PYOHÉMIE

(CLINIQUE ET EXPÉRIMENTATION)

I

HISTORIQUE

Dans tous les temps les chirurgiens ont vu des accidents graves, mortels, compliquer des plaies accidentelles ou chirurgicales en apparence bénignes. Hippocrate et Celse en ont consigné des cas et invoqué pour les expliquer la malignité du génie morbide. Plus tard, Jacotius, commentateur d'Hippocrate, compare ces complications aux fièvres putrides, sans essayer de préciser ce qu'il entend par ces mots. Il est suivi dans cette voie par Spigel, qui admet l'existence de fièvres ayant leur source dans des phénomènes de putréfaction (*Febres quæ a putridinibus fiunt*). Il était bien difficile que l'observation clinique grossière, le seul guide aux premiers âges de la médecine,

2

pût éclairer de quelque lumière des questions aussi complexes. L'expérimentation était nécessaire. Elle fut faite involontairement sur eux-mêmes par les anatomistes chez lesquels les piqûres de dissections produisent des accidents absolument semblables à ceux que nous venons de signaler. L'explication de ceux-là : On était directement engagé à la chercher dans l'introduction dans l'organisme d'une substance délétère provenant du cadavre et absorbée par la plaie. Il était tout naturel d'expliquer de la même manière les fièvres graves des blessés, d'autant plus qu'on ne s'écartait pas en le faisant des doctrines hippocratiques sur la pathogénie de ces complications fébriles. Mais le besoin de l'expérimentation se faisait de plus en plus sentir, ce mode d'investigation pouvait seul donner un fondement solide à cette théorie, jusque-là basée sur une hypothèse, assez plausible d'ailleurs.

Haller s'engagea dans cette voie, où l'avait précédé Baglivi, auteur de quelques expériences très-imparfaites et déjà oubliées. Le grand physiologiste de Lausanne parvint à donner la mort à des animaux en leur injectant dans les veines de l'eau putride, et arriva à la conclusion suivante, incontestable dans son ensemble : *Nihil potentius humores nostros corrupit quam ipsa putrilago.*

Haller, malgré sa grande et légitime autorité, ne fut pas assez heureux pour attirer du côté des recherches expérimentales l'attention du monde médical. Cela vient peut-être de la description incomplète des accidents morbides qu'il provoquait chez les animaux, peut-être aussi de ce qu'il ne se rapprochait pas assez des conditions cliniques. Aussi les chirurgiens de son époque ne sentirent-ils pas toute la portée de ses expériences et la valeur des indications qu'elles pouvaient fournir sur la nature et l'étiologie des fièvres traumatiques malignes. Ils s'en tinrent donc à l'observation clinique, le seul mode d'investigation employé jusqu'au jour où parurent les remarquables travaux de Gaspard (1822).

Durant cette longue période, les médecins n'eurent qu'un but : trouver une explication de la provenance du pus qui se mélange au sang, car personne ne s'avisait de mettre en doute la doctrine de Boerhaave et Van Swieten, pour qui les fièvres graves des blessés sont dues au mélange du pus avec le sang.

D'où vient le pus ? Comment se forment les abcès viscéraux ? Tels sont les deux problèmes qui préoccupèrent les plus éminents chirurgiens, à partir du milieu du XVIIIe siècle et qui, malgré de nombreuses et patientes recherches, sont encore loin d'être complètement résolus.

Dans une première période, tous les travaux sérieux ont pour base les études cliniques et anatomo-pathologiques. Ils sont dus presque tous à des chirurgiens français; parmi ceux-là il en est quelques-uns qui font époque, entre autres ceux de Ribes, Dance, Velpeau, Blandin, Bérard, Sédillot, Castelnau et Ducrest. C'est encore à des médecins français, à Gaspard, Leuret, Trousseau et Dupuy, Bouillaud, Sédillot, que revient l'honneur d'avoir fait entrer la question dans la voie expérimentale et d'avoir fourni les principaux éléments de sa solution. Malheureusement on ne sut pas y persister assez longtemps en France. Mais cette méthode, délaissée chez nous, fut fort employée en Allemagne, d'où nous sont venues les remarquables recherches d'Otto Weber, Stich, Panum, Bergmann, Virchow, Billroth. Il n'en reste pas moins aux chirurgiens français la gloire d'avoir été les initiateurs de la méthode expérimentale, au commencement de ce siècle, et d'avoir fourni, dans ces dernières années, de précieux documents qui ne le cèdent en rien à ceux qui nous viennent, tous les jours, de l'autre côté du Rhin. Qu'il nous suffise de citer à ce propos les noms de Davaine, Vulpian, Chauveau, Verneuil, Gosselin, Pasteur, Coze et Feltz.

Il faudrait de longues pages et de patientes recherches pour tracer un historique complet des diverses théories qui ont été émises. Aussi, pour ne pas m'attarder trop longtemps, je passerai très-rapidement sur tous les travaux qui ont précédé ceux de Gaspard et de Sédillot. Une esquisse à grands traits, quelques indications succintes suffiront.

D'où vient le pus ? Il aurait été bon, avant de se poser cette question, de s'assurer de la réalité du mélange du pus au sang. Les explications du fait seraient venues après. A ce sujet, je songe, malgré moi, à l'histoire de la dent d'or de Fontenelle. Une savante académie discutait sur l'origine de cette dent; les théories les plus fantastiques étaient émises pour l'expliquer. Un homme de bon sens — était-ce un savant ? — s'avisa de regarder; la dent n'était pas en or. La question se simplifiait, tous les savants étaient d'accord. Il en a été de même pour la question qui nous occupe, après que Virchow, Otto Weber, John Simon eurent démontré que la lésion prédominante du sang était constituée par la leucocytose. Inutile dès lors de s'ingénier pour trouver le mode d'introduction du pus dans le torrent circulatoire.

Quoi qu'il en soit, deux théories principales répondirent à la question de la provenance du pus. Dans l'une on admet qu'il a été absorbé à la surface de la plaie, dans l'autre qu'il se produit à l'intérieur des veines qui y aboutissent et le déversent dans le torrent circulatoire.

I. Doctrine de l'absorption directe. — Pour Boerhaave, Van Swieten, Velpeau..., le pus sécrété par la plaie pénètre en nature dans le torrent circulalatoire à travers des érosions, des ulcérations qu'il a produites sur les veines, les capillaires, les vaisseaux lymphatiques. Ces auteurs s'attachent à montrer les diverses conditions qui favorisent cette résorption purulente, et Foubert, dans son mémoire sur les *Grands Abcès au Fondement,* signale les mèches, les tampons, comme une cause efficiente du reflux du pus dans le sang.

Je ne m'attacherai pas à reproduire les objections nombreuses que Bérard aîné, les auteurs du Compendium, Nélaton, ont faites à la théorie de l'absorption du pus en nature. Pour ces chirurgiens, pour Sédillot, Lebert, les corpuscules du pus sont trop volumineux pour être résorbés, la partie liquide seule peut l'être.

II. Doctrine de la Phlébite. — En 1784, Hunter insiste sur ce fait que, lorsque dans la phlébite suppurative on ne trouve pas des abcès dans les veines, c'est que le pus a été emporté vers le cœur avec le sang. Il tend à attribuer à cet accident la mort des individus qui succombent après l'opération de la saignée. En 1816, Ribes est plus explicite : « Il a « rencontré du pus et une véritable sanie dans les « veines enflammées qui entouraient les érysipèles « gangréneux.... La mort ne pourrait-elle pas être « attribuée au passage dans la circulation d'une plus « ou moins grande quantité de matière purulente « contenue dans les veines de la partie sur laquelle « siége la maladie? Je ne suis pas éloigné de le « croire. »

Dance ne nie pas l'absorption, mais il a toujours constaté la phlébite. Après lui Blandin, Bérard, Nélaton, soutiennent cette théorie qui explique un très-grand nombre de cas d'infection purulente et trouve un défenseur autorisé dans Cruveilhier. Enfin, plus tard, Virchow modifia la doctrine de la phlébite et fit jouer le principal rôle à des thrombus qui, se désagrégeant, constituent des embolies qui produisent, dans les points où elles s'arrêtent, une série d'actes pathologiques, aboutissant à la formation des abcès métastatiques.

Devant revenir plus loin sur ces questions, nous n'insisterons pas davantage pour le moment, notre but n'étant pas d'ailleurs d'en faire un exposé complet.

Comment se forment les abcès ? Pour Boerhaave, Van Swieten, Velpeau, Maréchal, le pus est transporté par le sang, stagne dans les fins réseaux capillaires, et les érodant, les détruisant, se collecte en un ou plusieurs foyers. Cette opinion n'était guère admissible, elle ne permettait pas d'expliquer les collections purulentes qui se font dans les séreuses, et d'ailleurs est-il possible que les quantités énormes de pus qu'on trouve parfois dans les abcès viscéraux proviennent de la seule absorption au niveau de la plaie. Morgagni avait déjà battu la théorie en brèche et avancé que les abcès métastatiques étaient dus à des suppurations, produites au niveau des points obstrués par le pus, agissant comme agent phlogogène. Quesnay soutenait une opinion semblable. Enfin Dance, Blandin, et avec eux tous les partisans de la phlébite, rattachèrent les abcès viscéraux à des phlébites capillaires, en tout comparables à celles qui se produisent sur la plaie. Des expériences, dans lesquelles Cruveilhier injectait dans la veine jugulaire des gouttelettes de mercure ou des poussières furent peut-être le point de départ de la doctrine de Virchow.

Jusque-là beaucoup d'éléments manquaient à la solution du problème. Complètement dominés par cette idée de la résorption purulente ou de l'introduction dans le courant circulatoire du pus formé dans les veines, les chirurgiens n'avaient tenu compte que des cas où il existait des abcès viscéraux. Pour eux, les abcès métastiques caractérisaient les complications fébriles graves des plaies. Il faut arriver à la période expérimentale pour trouver la distinction des diverses formes et une étude sérieuse des conditions pathogéniques qui les déterminent.

Les expériences de Gaspard servent de point de départ et de fondement à toutes les autres. Il produi sur les animaux, par des injections, dans les veines ou le tissu cellulaire sous-cutané, de substances putrides animales ou végétales, des accidents fébriles graves, souvent suivis de mort, au bout de quelques heures ou de quelques jours. Il note, parmi les symptômes, des accidents nerveux graves, des diarrhées tantôt séreuses, tantôt sanglantes, des mouvements spasmodiques, une augmentation toujours notable de la température. A l'autopsie, il constate des lésions du sang, des ecchymoses dans les poumons, le tube digestif, des épanchements dans les séreuses. Jamais il ne trouve d'abcès dans les viscères. Ces résultats sont confirmés par Leuret, par Trousseau et Dupuy, et après eux par la plupart des expérimentateurs allemands (Stich, Panum, Hemmer, Hufschmidt, etc.).

Ces recherches démontraient que l'injection de matières putrides produisait chez les animaux une affection générale différant de la résorption purulente chez l'homme, par un caractère fondamental : l'absence des abcès métastatiques. Existe-t-il dans l'espèce humaine des complications des plaies comparables aux accidents produits chez les animaux par l'injection de substances animales putréfiées ? La question se posait fatalement, attendant une solution qui ne pouvait venir que de l'observation clinique et d'examens *post mortem* sévèrement pratiqués.

En 1826, Bouillaud, dans son *Traité des Fièvres*, rapporte des observations d'infection putride, à la suite de phlegmasies extérieures terminées par suppuration ou par gangrène et les désigne sous le nom de fièvres putrides d'ordre chirurgical ou traumatique. Mais l'étude des symptômes pas plus que celle des lésions anatomiques n'est suffisamment précise pour servir à la solution complète de la question.

Dans le *Traité de la Pyohémie* de Sédillot, on trouve des données plus positives. Cet habile chirurgien arrive à produire, après Castelnau et Ducrest, des infections purulentes avec abcès pulmonaires, par des injections successives de pus dans la veine jugulaire. Par des injections de sérum de pus putréfié et complètement privé de ses globules par la filtration, il obtient des accidents fébriles mortels, mais sans abcès métastatiques. De ces faits il tire les conclusions suivantes, qui contiennent toutes les distinctions mieux précisées après lui :

« La pyohémie est particulièrement caractérisée « par la purulence et déterminée par le mélange au « sang d'un pus louable et sans odeur. L'infection « putride est de nature essentiellement gangréneuse « et est causée par l'introduction dans le sang de la « sérosité altérée du pus. Cette affection ne paraît « pas avoir été isolément observée chez l'homme, « mais on est en droit de l'admettre, dans certains « cas, comme une complication de l'infection puru- « lente ».

Vers ce temps-là, Piorry créait, dans sa nomenclature, des dénominations destinées à ces diverses formes morbides; c'est lui qui a introduit dans la science les mots de pyohémie, septicohémie, septico-pyhémie. Ce dernier terme est employé par Sédillot pour les cas où « il y a pénétration dans le sang « d'un pus altéré; les symptômes pyhémiques ont « alors une marche beaucoup plus grave et plus « rapide. L'adynamie, la stupeur, le délire, les fuli- « ginosités des gencives, des dents et de la langue « sont beaucoup plus prononcés; les matières alvines « sont fétides et s'écoulent involontairement; le faciès « est plus altéré, les yeux chassieux, la cornée dépolie. « On a sous les yeux une affection de nature gangré- « neuse, liée à l'infection purulente et les symptômes « en sont nécessairement modifiés... La distinction « de la pyohémie simple et de la septico-pyohémie « nous semble donc très-fondée. »

Mais Sédillot fait des réserves sur l'existence de la septicohémie à l'état isolé chez l'homme, quoiqu'il ait pu la produire, comme Gaspard, chez les animaux par l'injection de sérosité de pus putride. Les observations, dit-il, lui manquent; il est fort probable que Sédillot aurait trouvé dans plusieurs de ses observations cliniques (celle entre autres qui porte le numéro 16) la preuve de l'existence de la septicémie pure, s'il n'avait pas été dès le début prévenu contre elle.

Virchow, se fondant sur les données expérimentales et sur l'étude des lésions cadavériques, trace une séparation très-nette, peut-être trop absolue entre les fièvres pyhémiques et les fièvres septicémiques. Pour lui, comme pour Otto Weber, Billroth, etc., la pyohémie est essentiellement caractérisée par la présence d'abcès métastatiques, lesquels font toujours défaut dans la septicémie franche. Toutefois, Virchow admet des formes mixtes auxquelles il applique la dénomination de septico-pyhémie, créée par Piorry.

Ces distinctions sont généralement admises par les chirurgiens allemands qui s'occupent de tracer la symptomatologie des diverses formes et d'en découvrir la pathogénie. Hueter, dans un remarquable article écrit pour le *Compendium de Chirurgie*, de Pitha et de Billroth, donne un bon résumé analytique de l'état de la question en Allemagne, et nous ne saurions, dans une étude aussi difficile, choisir un meilleur guide.

« Les fièvres scepticémiques sont dues à la pénétra-« tion dans le torrent circulatoire de produits absor-« bés dans une plaie putride ». Hueter, considérant la variété des actes de putréfaction, admet comme très-probable l'existence de diverses formes de septicémie. Pour lui, comme pour Billroth et Wyss, la fièvre, toujours considérable, a une marche irrégulière. Au début, il y a parfois quelques frissons, ordinairement peu intenses; mais quand l'infection de l'organisme s'est bien établie, les frissons ne se reproduisent plus. Lücke admet, au contraire, dans certains cas, l'existence de frissons rares, irréguliers, nullement comparables d'ailleurs, aux frissons violents de la pyohémie. Il n'y a jamais d'abcès métastatiques; la céphalalgie est rare; le délire est un symptôme habituel et revêt une forme tranquille; l'adynamie, les soubresauts tendineux et musculaires, le météorisme sont des symptômes fréquents. Il en est de même de la diarrhée, qui est toujours fétide, et parfois assez abondante pour rappeler celle qui accompagne le choléra. Telle est, dans l'ensemble, la forme grave de la septicémie; mais il existe encore un certain nombre de formes à propos desquelles tous les auteurs sont loin d'être d'accord. Ne tenant pas à nous étendre trop longuement sur cette question qui sort un peu de notre cadre, nous nous contenterons de signaler la classification de Pirogoff.

Ce chirurgien admet sept formes de septicémie:

1° Une septicémie passagère ordinairement bénigne, qui correspond à la période de détersion de la plaie. Elle a été appelée febricula septicémique, par Billroth, et correspond à la fièvre traumatique des auteurs français.

2° Une septicémie mixte qui survient quand s'établit la suppuration et correspond à ce que quelques chirurgiens ont appelé fièvre inflammatoire ou de suppuration.

3° Une septicémie qui se produit pendant la suppuration et marche souvent de pair avec des accidents pyohémiques.

4° Une septicémie qui prend son origine dans la décomposition putride du sang extravasé ou retenu au fond d'une plaie irrégulière.

5° La septicémie aiguë qui arrive au deuxième ou troisième jour d'un traumatisme accidentel ou chirurgical.

6° La septicémie subaiguë ou chronique, dont les symptômes locaux et généraux sont ordinairement peu nets, laquelle correspond à l'infection putride des chirurgiens français de la première moitié de ce siècle et aux diverses formes de fièvre hectique des opérés.

7° Enfin, la septicémie concomitante d'une gangrène méphitique, laquelle se montre avant l'établissement de la suppuration. C'est la gangrène foudroyante de Maisonneuve, la septicémie suraiguë gangréneuse, sur laquelle d'excellents travaux ont été écrits dans ces dernières années en France.

On peut reprocher à la classification de Pirogoff beaucoup de désordre et une délimitation très-imparfaite entre les diverses formes. Elle doit être rejetée. En France, Maisonneuve comprend sous le nom de septicémie la presque totalité des complications locales et générales des plaies. Pour lui, les phlegmons circonscrits ou diffus, les fusées purulentes, les lymphangites, les érysipèles, la gangrène foudroyante sont dus à l'action du poison septique.

Dans les discussions qui ont eu lieu dans ces dernières années, à l'Académie de médecine, Verneuil, Gosselin rattachent à la septicémie la fièvre traumatique des premiers jours, la fièvre inflammatoire et les accidents fébriles connus depuis longtemps sous le nom d'infection purulente. Ces deux savants chirurgiens n'admettent pas la distinction absolue établie en Allemagne entre la pyohémie et la septicémie. Verneuil conclut que:

1° La fièvre traumatique est une, elle se montre de bonne heure, mais peut survenir tant qu'existent les conditions de production et d'absorption de la matière septique. Elle peut cesser quand le poison septique est éliminé, reparaître et durer, prendre le type rémittent régulier ou irrégulier, sans changer pour cela de caractère.

2° Elle peut se combiner avec des fièvres provoquées par des lésions intercurrentes inflammatoires, l'érysipèle, la lymphangite, la phlébite. Il y a alors deux fièvres superposées, l'une septique, l'autre inflammatoire.

3° Verneuil affirme qu'il est plus que jamais impossible de tracer une démarcation nette entre la fièvre traumatique et la septicémie aiguë ou chronique.

4° Pour lui l'infection purulente n'est point une maladie spéciale, mais seulement une terminaison de la septicémie. C'est l'empoisonnement putride, plus des lésions fortuites surajoutées qui, par leur nature et leur siége aggravant le pronostic jusqu'à le rendre presque inévitablement mortel. On a dit avant lui : pas de pyohémie sans suppuration préalable ; sa formule à lui est : point de pyohémie sans sepsine et sans embolies.

Gosselin soutient une doctrine à peu près semblable ; pour lui, comme pour Verneuil, la pyohémie est une terminaison de la septicémie. Si, en effet, on observe avec soin le début des accidents pyohémiques, on trouve qu'ils sont généralement précédés par une période fébrile, sans frissons, ni métastase, en un mot par la septicémie pure et simple.

En Allemagne, la distinction entre les fièvres septicémiques et les fièvres pyhémiques continue à être admise, par le plus grand nombre des chirurgiens, tout comme elle l'a été, en France, par Bérard, et plus récemment, à l'Académie de médecine, par Legouest, Chassaignac, etc.

Hueter se prononce catégoriquement : « La fièvre « pyhémique se développe quand les éléments du « pus pénètrent isolément ou simultanément dans les « humeurs du corps, soit directement, soit par l'inter- « médiaire d'embolies provenant de thromboses pro- « duites au niveau de la plaie. »

La pyhémie se caractérise par de violents frissons et surtout par des abcès viscéraux, très-différents des lésions inflammations diffuses des séreuses, du tissu cellulaire ou des viscères qui sont l'apanage de la septicémie. Pour lui, dès que la suppuration est établie, tous les accidents qui surviennent sont de nature pyhémique, aussi bien la simple fièvre de suppuration, les accidents inflammatoires locaux que les formes graves et mortelles. Pirogoff est allé plus loin et a distingué pour la pyhémie, comme il l'avait fait pour la septicémie, un grand nombre de formes, vrai chaos, au milieu duquel on a beaucoup de peine à se retrouver.

Hueter, dans le chapitre consacré à la septi-pyohémie, apporte quelques corrections fort utiles aux opinions trop absolues émises par lui sur la pyohémie et la septicémie. Ces états fébriles élémentaires, dit-il, se combinent dans un grand nombre de circonstances, et les choses se passent ordinairement de la façon suivante : La fièvre traumatique des premiers jours, véritable septicémie primitive, tantôt grave, tantôt légère, se complique, à un moment donné, de frissons pyhémiques dus à l'introduction dans l'économie, déjà aux prises avec le virus septique essentiellement pyrogène, de virus purulent doué de propriétés éminemment phlogogènes et résultant de transformations du pus. Dès lors, la septico-pyhémie est constituée. Elle se présente au point de vue clinique avec un ensemble de symptômes graves qui annoncent une terminaison presque fatalement mortelle. En ceci, Hueter se rapproche singulièrement de l'opinion défendue par Gosselin et Verneuil. Quant à Billroth, après avoir essayé de différencier la septicémie de la pyohémie, tant au point de vue pathogénique qu'à celui des symptômes, il est obligé d'avouer que, dans un certain nombre de circonstances, « la distinction est « presque impossible. Cependant, il est quelquefois « très-difficile de dire si, dans un cas donné, on a « affaire à une fièvre traumatique grave ou septicé- « mie, ou bien à une fièvre suppurative grave ou « pyohémie » (1).

En résumé, pour clore cet exposé historique déjà trop étendu, quoique je n'en aie tracé que les grandes lignes, je distinguerai deux théories. Dans l'une, on admet que la septicémie et la pyohémie sont deux formes d'une même maladie (doctrine de l'unicité), dans l'autre, que ce sont des affections complètement différentes par leur pathogénie et leurs manifestations symptomatiques (doctrine de la dualité), mais pouvant, dans certains cas, se combiner de diverses manières.

Dans la théorie unitaire (Gosselin, Verneuil), la sep-

(1) Billroth, *Pathol. chirurg. générale.*

ticémie et la pyhémie sont une seule et même affection, résultant de l'absorption d'un virus, le plus souvent par la plaie, plus rarement par les surfaces cutanées ou muqueuses (poumon, intestin).

Si le virus est absorbé en grande quantité, ou si son activité est considérable, la mort pourra être assez rapide pour que les abcès métastatiques ne puissent pas se former, en partie parce que le temps manque pour la pyogénèse, peut-être aussi par suite de certaine spécificité inhérente au virus. Les lésions sont alors constituées par des épanchements de sérosité, des congestions diffuses dans les viscères, auxquelles s'ajoutent, presque toujours, des taches ecchymotiques, et souvent des noyaux apoplectiformes, des thromboses. Si, par le faït du peu d'activité du virus, de son introduction à petites doses répétées dans un organisme pouvant offrir quelque résistance à son agression, la maladie a un peu plus de durée, des abcès peuvent se former dans les viscères, et l'infection purulente est constituée dans sa forme classique, mais elle n'est qu'une terminaison de la septicémie, qu'elle ne complique pas toujours, du reste, même dans les cas mortels qui ont eu une longue durée.

La doctrine dualiste défendue par Bérard, Legouest, Hueter, O Weber, Billroth, peut se résumer ainsi : Il existe une septicémie due à la pénétration dans l'organisme de produits putrides essentiellement pyrogènes, capables de produire une mort très-rapide dans les formes graves, se bornant parfois à des accidents bénins, ne s'accompagnant jamais d'abcès viscéraux. Il existe une pyohémie occasionnée par l'introduction du pus en

3

nature ou de quelques-uns de ses éléments dans le torrent circulatoire. Ces deux formes élémentaires peuvent se combiner pour produire la septico-pyhémie. Cela arrive lorsque le pus subit la transformation putride.

L'existence des abcès métastatiques est pour Virchow, Hueter, Billroth... la caractéristique de la pyohémie. Ils reconnaissent pour cause l'embolie, dont le principal signe clinique est le frisson violent, parfois appelé frisson pyhémique, tant est grande la valeur attribuée à ce symptôme. Verneuil fait aussi jouer un très-grand rôle à l'embolie. C'est là une question qui mérite de nous arrêter quelques instants.

Des thrombus se forment dans les veines, ils subissent la transformation puriforme, se désagrégent et partant, chargés de produits septiques à la fois pyrogènes et phlogogènes, déterminent le frisson et des abcès au point où ils s'arrêtent. Pour les plaies siégeant aux membres, à la tête, au tronc, les emboles s'arrêteront aux poumons; on ne s'explique bien, avec les idées de Virchow, que les abcès métastatiques pulmonaires. Pour les thromboses formés dans les veines d'origine de la veine porte, à la suite d'abcès au fondement, d'hémorrhoïdes suppurées, on ne s'explique bien que les abcès du foie.

Pour adapter la théorie de l'embolie à tous les cas, Feltz a invoqué les embolies secondaires; des abcès du foie, du poumon, selon le cas, partent des caillots puriformes, des débris de tissu qui, cheminant dans les vaisseaux, s'arrêtent dans les divers organes (muscles, cerveau, rein...) et y déterminent la formation d'abcès. *A priori,* tout cela est parfaitement admissible, mais comment expliquer par l'embolie les suppurations articulaires? On admettra qu'elles sont dues à une diapédèse très-active de globules blancs, dont le nombre est énormément augmenté sous l'influence de l'irritation produite dans tout l'appareil lymphatique par le poison pyhémique. Mais cette explication ne pourra-t-elle pas être appliquée aux abcès viscéraux dans les cas — et ils sont nombreux — où l'embole ne peut être constaté? Atteinte sérieuse, on le voit, à la doctrine embolique.

Aujourd'hui elle a perdu beaucoup de terrain, au moins en France. Ranvier se prononce franchement contre elle : « Dans les poumons, dit-il, le pro« cessus est une pneumonie purulente commençant « par une pneumonie catarrhale. — Les lésions pul« monaires de l'infection purulente sont donc tout « simplement une pneumonie purulente d'évolution « variée. Les lésions du foie présentent de grandes ana« logies avec celles du poumon. On constate qu'il y a « congestion avec suppuration, non-seulement inter« lobulaire mais encore intercellulaire; plus tard le pus « privé par compression de ses moyens de nutrition « devient plus ferme et prend les caractères de l'in« farctus; l'hépatite interstitielle devient une hépatite « purulente. Dans certains cas, à marche plus franche, « il se forme une collection purulente... Le fait impor« tant à signaler, dans les lésions du foie, c'est « l'infiltration purulente précédant l'infarctus caséeux « et le début au centre du lobule. La pathogénie des « lésions est facile, on a affaire à des inflammations

« suppuratives diffuses; il ne s'agit pas d'infarctus liés « à des embolies. Je crois donc que les Allemands et « Virchow se trompent en soutenant la doctrine « de l'embolie » (1).

M. le professeur Chauveau soutient une opinion fort analogue ; il n'admet pas que la théorie embolique de la spticémie soit nécessaire pour expliquer la formation des foyers inflammatoires diffus ou circonscrits de la pyohémie. Il suffit, mais il faut que la matière irritante qui arrive dans les viscères produise une action phlogogène spéciale pour qu'il se fasse des abcès viscéraux : « Pour que du pus introduit dans le « torrent circulatoire soit apte à déterminer des « lésions pyohémiques, il ne suffit pas qu'il soit « putride, il faut encore que la putridité de ce pus « se soit développée dans des conditions spéciales. « On doit admettre pour le pus — n'hésitons pas à « dire le mot, si vague qu'il soit — une sorte de « spécificité » (2).

Pour M. Chauveau, le corpuscule figuré septifère se greffe sur la paroi d'un capillaire, s'y enfonce, la traverse même et, par son action phlogogène spécifique, détermine la formation d'abcès plus ou moins volumineux.

Il est très-difficile de se prononcer pour l'une des deux théories à l'exclusion de l'autre. En faveur de la doctrine unitaire, on peut invoquer la remarque, faite par Verneuil et Gosselin, qu'un état fébrile plus ou

(1) Ranvier, *Lyon Médical*, 1871, vol. 7, p. 448.
(2) Chauveau, *L'agent pyhoémique. Rev. scientif.*,1875.

moins grave précède toujours les symptômes de la pyohémie. On peut invoquer aussi les considérations suivantes : avec le même agent septique et chez des animaux de la même espèce, on obtient tantôt de la septicémie franche, tantôt de la septico-pyhémie. Celle-là survient quand on injecte des doses suffisantes pour entraîner rapidement la mort ; la pyohémie ou mieux la septico-pyhémie se produit quand, la dose étant faible, la mort ne survient que lentement, au bout de plusieurs jours ; c'est surtout par des injections répétées qu'on parvient à la produire, comme le faisaient Darcet et Sédillot. En clinique on observe fréquemment des faits analogues. Ainsi dans les épidémies de fièvre puerpérale, on trouve des cas rapidement mortels, sans abcès métastatiques, et d'autres cas, dans lesquels, la mort étant retardée, les abcès métastatiques de la pyhémie se produisent dans les viscères. Il est vrai qu'ici on peut invoquer des différences dans la septicité des agents infectieux, dans la susceptibilité des malades, admettre même une véritable spécificité. On est peut-être en droit de le faire lorsque, dès le début, les accidents se présentent avec un caractère franchement pyohémique. J'ai fait une réserve et je l'explique. Que de fois ne voit-on pas des blessés succomber après avoir présenté de violents frissons et tous les symptômes de la pyohémie, sans qu'à l'autopsie on puisse constater aucun abcès métastatique ! Dans d'autres cas, il n'y a pas eu de frisson, la courbe thermique est celle de la septicémie classique, puis des abcès se forment soudainement dans les espaces intermusculaires, dans les viscères.

Richelot a rapporté un certain nombre d'observations de ce genre ; nous pourrons y en ajouter d'autres.

L'étiologie clinique ne lève pas les difficultés et laisse dans le même embarras. C'est ce que démontrent les opinions différentes soutenues en 1869 et en 1871 à l'Académie de médecine.

Pour M. Verneuil, la septicémie est due à l'absorption de la sepsine ou septine qu'il regarde comme la quintessence des matières putrides. Elle naît sur la plaie spontanément. Une fois formée, la sepsine peut produire la septicémie.

1° Par auto-infection, l'absorption se faisant par la plaie même sur laquelle le poison toxique a pris naissance.

2° Par hétéro-infection, le poison, formé sur des plaies de malades voisins, ou accumulé dans le milieu, étant porté sur la plaie par l'air, par des instruments, des éponges, des linges souillés.

3° Par hétéro-infection, suite d'absorption pulmonaire.

Dans les cas où il y a infection septique sans plaie (ostéo-myélite...). Verneuil admet que le virus a pris naissance dans le foyer inflammatoire, à l'abri du contact de l'air. Il tient le plus grand compte pour expliquer son activité des antécédents du sujet. En pareil cas, M. Gosselin fait jouer un rôle aux germes qui, pénétrant dans le sang, par la voie pulmonaire ou le tube digestif, portent principalement leur action sur le foyer inflammatoire et interviennent activement pour engendrer des produits septiques. Quant à Billroth, il invoque l'intervention d'un zymoïde phlogistique (?) agissant soit à l'abri, soit au contact de l'air, favorisant le développement des hémoccocos dans le premier cas, des germes aériens dans le second, mais n'étant jamais l'effet de l'évolution vitale de ces protorganismes.

Pour M. Verneuil, s'il y a simplement absorption de la sérosité du pus putride, on a la vraie septicémie; s'il y a absorption du pus putride en nature, il y a d'abord septicémie préparatoire, puis les globules parvenus au réseau capillaire y déterminent des infarctus qui suppurent, dès lors on en est à la phase pyohémique de la maladie.

Pour M. Alph. Guérin, le virus traumatique de Verneuil n'est pas admissible; les liquides des plaies sont peu contagieux, à preuve que malgré des plaies, des crevasses aux mains, les médecins et les infirmiers ne contractent pas la fièvre traumatique ni la septicémie. Pour M. Guérin, l'infection purulente est un *typhus chirurgical,* dû à un *miasme* qui s'exhale du pus décomposé et va infecter les plaies. Ces miasmes sont d'autant plus délétères qu'il y a un plus grand nombre de sujets suppurant dans un espace limité. C'est surtout par la plaie que le miasme est absorbé. Mais s'il peut aller infecter les plaies voisines, pourquoi ne serait-il pas absorbé par celle d'où il s'exhale ? Et cela étant admis— comme le fit d'ailleurs M. Guérin — que devient la prétendue innocuité qu'il attribue aux liquides sécrétés par la plaie ?

Le professeur Gosselin admet la formation dans les plaies de matières septiques qui peuvent pénétrer directement dans le torrent circulatoire, imprégner l'air et alors être absorbées par les malades, soit au niveau de la plaie, soit par les voies respiratoires. Dans ce dernier cas, elles donnent au sang des qualités qui le prédisposent à fournir sur la plaie des produits facilement putrescibles, et dans les viscères des dépôts purulents. Cela arrive surtout dans les plaies profondes, anfractueuses où des caillots de sang se décomposent; la graisse médullaire, dans les fractures compliquées qui suppurent, donne lieu à une abondante production du poison. Pour cet éminent chirurgien la septicémie et la pyohémie sont des affections de même nature (1).

Récemment Billroth est revenu sur la question et a affirmé son ancienne opinion : Il existe des fièvres pyhémiques et septicémiques franches; plus souvent aussi elles se combinent, de telle sorte qu'en pratique on a surtout affaire à la septico-pyhémie.

(1) Gosselin, Académie de médecine, 1871. et Clin. chirurgicale.

II

ÉTUDE DES SUBSTANCES SEPTIQUES

C'est par l'injection dans le système circulatoire ou dans le tissu cellulaire sous-cutané de matières animales en voie de putréfaction que les expérimentateurs produisent la septicémie chez les animaux. On sait de plus, depuis les travaux de Davaine, Burdon-Sanderson, Colin, etc., que le sang des animaux rendus septicémiques par l'injection de liquides organiques en voie de putréfaction est doué d'une extrême virulence.

Quel est, soit dans les matières en voie de fermentation putride, soit dans le sang des animaux septicémiques, l'agent essentiel de la septicémie? Il faut avant tout définir ce qu'on entend par putréfaction; les auteurs sont loin d'être d'accord sur le sens précis à donner à ce mot, ainsi que sur le mode de production de l'ensemble de phénomènes qu'il sert à désigner.

« Lorsque des matières azotées neutres, animales
« ou végétales, pures ou mélangées d'autres substan-
« ces humides sont au contact de l'air, elles absorbent

« l'oxygène et rejettent l'acide carbonique ; dès lors « elles sont devenues corps catalytique ou ferment. « Ce ferment agit bientôt sur les parties contiguës en « même temps que l'air, dès lors les phénomènes de « fermentation se trouvent modifiés par l'action de « l'oxygène, qui intervient directement pendant toute « la durée du phénomène, et il y a ce qu'on appelle « putréfaction » (1).

Pour Robin, quand la matière organisée n'est plus soumise aux échanges nutritifs de la vie, il se produit des modifications isomériques dans les substances albuminoïdes qui entrent dans sa composition. La virulence est la manifestation dynamique de ces altérations moléculaires primitives. Les virus ne sont pas isolables, attendu qu'ils ne sont rien autre chose que la matière albuminoïde elle-même, modifiée isomériquement. La fermentation putride n'est pas nécessaire à la production de la virulence; loin de là elle la détruit peu à peu, en réduisant la matière organisée en des éléments inorganiques. Quant aux microbes qui se produisent dans les substances en putréfaction, ils ne sont qu'un épiphénomène; leur production n'est possible que lorsque certains phénomènes moléculaires se sont produits, leur rôle est nul dans la fermentation putride. Ils indiquent qu'elle se fait, mais n'interviennent en rien pour la produire. L'agent actif pour Robin, c'est la matière azotée elle-même, modifiée isomériquement.

La doctrine de Robin se rapproche par plus d'un

(1) Robin, *Soc. de Biologie*, 1868.

point de celle qui avait cours dans l'antiquité, et d'après laquelle la putréfaction peut engendrer des êtres vivants : *corruptio unius est generatio alterius.* Certes le savant biologiste ne va pas jusque-là, mais il admet que le développement des microbes est lié à certaines modifications spontanées de la matière organisée privée de vie. Actuellement, après les travaux célèbres de Pasteur sur les fermentations, elle n'est plus admissible.

La fermentation est caractérisée par des phénomènes évolutifs de dédoublement, de transmutation moléculaire dont les agents sont des ferments qui agissent sous faible masse et sans rien fournir de leur propre substance. Les ferments sont ou des éléments vivants (ferments figurés), ou des produits d'éléments vivants (ferments amorphes ou zymases). Parmi ces derniers citons les diastases pancréatique, salivaire, la pepsine.

Les ferments figurés sont des êtres vivants d'ordre très-inférieur, dont le rôle dans la fermentation consisterait, d'après Dumas, à consommer les matières organiques, à les dédoubler et à les ramener progressivement aux formes les plus simples de la chimie minérale. La fermentation ne serait donc autre chose que le résultat direct du fonctionnement vital des ferments figurés. Telle n'est pas l'opinion de Berthelot. Ce savant chimiste n'admet que des ferments solubles, sécrétés par la cellule glandulaire (diastases de divers liquides de l'organisme) ou par les ferments figurés.

Pasteur croit à la spécifité des ferments figurés; pour lui, à chaque fermentation correspondrait un ferment particulier. Toutefois on admet généralement, depuis des travaux récents, que les ferments sont susceptibles de se comporter différemment selon le milieu, et de perdre, dans certaines conditions, leur spécifité. Bien plus, Berthelot a pu obtenir la fermentation alcoolique sans production de levûre de bière; Bouchardat a transformé la glycose, le sucre de canne, en divers alcools par la seule action de l'hydrogène naissant. Ces expériences montrent que si, dans les conditions habituelles, les microbes jouent un rôle important dans les phénomènes de fermentation, il est possible de voir se produire sans eux des actes fermentatifs. Malgré ces faits, malgré des expériences de Trécul et Frémy, qui tendent à démontrer l'organisation spontanée des albuminoïdes, la doctrine de Pasteur sur les fermentations est généralement acceptée; elle est vraie jusqu'à nouvel ordre.

La putréfaction doit être assimilée aux fermentations. Elle consiste en la destruction lente de la matière organisée et sa réduction en produits plus simples se rapprochant de plus en plus des combinaisons inorganiques. Cette destruction s'accompagne de la production et du dégagement de composés d'odeur fétide; toutefois la fétidité est loin d'être la mesure de l'activité du travail de putréfaction. Celui-ci est très-complexe; il donne lieu à un dégagement d'acide carbonique, d'hydrogène carboné, sulfuré, phosphoré, d'ammoniaque. Il se forme des acides acétique, butyrique, propionique, de la leucine, de la propylamine, etc. Quand la fermentation putride est terminée, il reste une masse composée de sels, de charbon, de matières huileuses.

Dans tout corps en putréfaction il existe des microbes ; ceux-ci ne sont pas l'effet, mais bien la cause du processus qui se passe, d'après Pasteur, dont la théorie est généralement admise, de la façon suivante :

Considérons le cas d'un liquide putrescible renfermé dans un vase clos. Dans une première période, des infusoires aérobies se développent à la surface du liquides, où ils forment une pellicule gélatineuse. Leur rôle consiste à absorber l'oxygène et à dégager de l'acide carbonique. Quand tout l'oxygène a été absorbé, ils meurent et tombent au fond du liquide qui se trouble. A ce moment commence une deuxième phase, caractérisée par le développement d'infusoires anaérobies qui ne peuvent vivre que dans un milieu privé d'oxygène et dont la fonction propre est de produire la vraie putréfaction.

Quand la putréfaction s'accomplit au contact de l'air, les microbes aérobies de la surface continuent à vivre, l'oxygène ne leur faisant pas défaut, et la pellicule gélatineuse qu'ils forment prend alors une épaisseur croissante. Quant aux anaéorobies, ils ne peuvent développer qu'après absorption complète de l'oxygène dissous dans le liquide. La couche superficielle constituée par les aérobies les met à l'abri de l'action, pour eux mortelle, de l'oxygène. Parmi les micro-organismes de la surface, on a signalé le bacterium termo, monas crepusculum, spirillum, le mycoderma aceti, etc. Ceux qui sont dans l'intérieur du liquide sont des vibrio lineola, tremulans, prolifer, etc.

(Erhenberg). Ces derniers sont analogues aux ferments butyrique, lactique, acétique. D'après ces faits, on ne saurait assimiler la putréfaction à une fermentation simple; c'est plutôt une série d'actes fermentatifs très-complexes.

En tenant compte de ces faits et de constatations expérimentales nombreuses, Coze et Feltz admettent dans la décomposition putride deux phases : la première caractérisée par la présence de batéries et dans laquelle les liquides sont doués d'une septicité dangereuse ; la seconde dans laquelle les vibrions se développent activement, ce qui coïncide avec une atténuation considérable et même avec la disparition complète de la septicité. L'une correspond à l'état de de virulence, l'autre à l'état de putridité admis par Robin. Nous verrons que ces observations concordent dans leur ensemble avec celles que Davaine a faites sur le sang putréfié. Mes expériences le confirment.

Les microorganismes ont donc un rôle considérable, d'après Pasteur et son école, dans les phénomènes de fermentation putride. « En dehors d'eux, « dit Duclaux (1), la matière organique, même exposée à l'air, ne se détruit pas ou ne se transforme « qu'avec une lenteur extrême, par suite d'une com- « bustion lente produite par l'oxygène. »

De là résulte que, pour prévenir la putréfaction d'une matière organisée quelconque, il faudra la mettre à l'abri des germes qui flottent dans l'air; pour atteintre ce but, on emploie tous les jours le filtrage

(1) Fermentation. *Dict. Dechambre.*

de l'air au moyen du coton. C'est sur ce principe que repose le pansement ouaté d'A. Guérin. Que si des germes ont déjà été déposés sur la matière fermentescible, on les détruira soit par la chaleur (appliquée à la conservation des vins, des viandes), soit par des agents chimiques (les antiseptiques). Mais que d'insuccès, que d'échecs déconcertants nous attendent dans la lutte entreprise contre ces petits êtres en apparence si faibles, si fragiles! Pour en découvrir la cause et y remédier, dans la mesure du possible, il est nécessaire de connaître les diverses conditions de leur vie et la résistance qu'ils opposent aux agents, plus nombreux que réellement efficaces, dont nous disposons contre eux. Un rapide exposé de la physiologie des microbes, dans lequel je ne ferai d'ailleurs figurer que les notions indispensables à l'intelligence de ce travail, nous donnera la clé des erreurs commises par les expérimentateurs qui ont méconnu leur rôle et servira à élucider l'intéressante question des antiseptiques.

III

PHYSIOLOGIE DES PROTOORGANISMES

Ils sont disséminés dans l'air, dans l'eau, à la surface de tous les corps. Ehrenberg, Ch. Robin, Gaultier de Claubry avaient signalé la présence, dans l'atmosphère, d'œufs d'infusoires mêlés aux poussières minérales, à des grains de pollen, d'amidon, à des débris organiques de toute sorte. En tous lieux, mais surtout dans les salles d'hôpital, dans les amphithéâtres d'anatomie, ils entrent pour une grande part dans la constitution de la traînée lumineuse de poussière éclairée par un rayon de soleil, pénétrant dans une chambre obscure (Tyndall). Pasteur a poussé l'analyse plus loin ; il les a recueillis sur du coton, sur de l'amiante et constaté que l'air complètement privé d'eux, par un filtrage parfait, était inapte à produire des fermentations. Il suffisait pour les déterminer, de projeter dans le milieu fermentescible quelques brins du coton qui avait servi de filtre et s'était chargé de germes. Ces expériences, maintes fois répétées et de diverses manières, ont paru concluantes à la plupart des membres de l'Académie des sciences; elles sont trop connues pour qu'il soit nécessaire d'y insister plus longuement.

Des recherches plus récentes de Cohn, de Miquel, il résulte que l'air contient peu de microbes adultes ; ils s'y trouvent presque tous à l'état d'œufs, de spores, de corpuscules germes, brillants, difficiles à distinguer les uns des autres. En présence de l'eau et d'une substance fermentescible, ils se développeront et produiront des phénomènes fermentatifs, variables avec le milieu dans lequel ils évoluent, variables peut-être aussi avec leur nature.

L'eau renferme des quantités considérables de bactéries et surtout de spores ; on les a trouvés dans l'eau de pluie (Lemaire, Gratiolet), dans la vapeur aqueuse qui se dépose à la surface des corps, dans la rosée. C'est par milliers que Pasteur et Joubert les ont vus dans l'eau de la Seine. Il n'est pas jusqu'aux eaux distillées des laboratoires qui n'en contiennent en plus ou moins grand nombre. Ont-ils résisté à la température d'ébullition ? Sont-ils arrivés, l'opération terminée, malgré les filtres et les obstacles d'une occlusion en laquelle on aurait pu se croire en droit d'avoir confiance ? Ces deux hypothèses sont également admissibles ; quant au fait lui-même, il est incontestable.

Portés par l'air, ils pénètrent, malgré les vibrisses des narines et les mucosités des fosses nasales et du pharynx, jusque dans les alvéoles pulmonaires où Rindfleisch, Eberth les ont trouvés, mélangés à des poussières organiques et minérales. Les aliments, les boissons, les transportent dans l'estomac, l'intestin, où on les trouve toujours, en très-grand nombre, immédiatement après la mort.

On admet généralement que le revêtement épithélial s'oppose, pendant la vie, à leur pénétration dans la profondeur des tissus et dans l'appareil circulatoire. Toutefois Nedvesky prétend que normalement « le « sang renferme des germes capables d'y subir dans « certaines conditions, un développement intérieur ; « ce sont des hémococcos ».

Lüders partage cette opinion ; il les a observés au microscope ; Rindfleisch nie leur existence physiologique. Il en est de même de Pasteur qui n'a jamais obtenu des milieux fertiles en soumettant à des cultures rigoureuses en vase clos, du sang pris sur un animal en bonne santé. Billroth aurait réussi ; Lüders a toujours échoué et néanmoins il soutient, d'après l'examen microscopique, l'existence normale des hémococcos. Ce mode d'investigation est par lui-même insuffisant ; aucune démonstration ne vaut celle qui résulte de cultures bien faites. La question des microbes du sang normal est donc loin d'être résolue ; les probabilités, en ce moment, sont pour la négative.

Reproduction — Jusqu'à ces dernières années, on admettait que la scissiparité était le seul mode de reproduction des bactéries. La division binaire se fait avec une telle rapidité que d'après les calculs de Cohn une bactérie peut en produire 16 millions dans l'espace de 24 heures. La multiplication est d'autant plus rapide que le milieu est plus riche en matière nutritive, susceptible d'être transformée en protoplasma ; dès que la matière organique a été dévorée, les microbes cessent de se développer, tombent au fond du vase immobiles. Ils pourraient subir une évolution régressive et repasser à l'état de corpuscules germes; ce qui n'est pas généralement admis. Plus la température est élevée, à condition toutefois qu'elle ne dépasse pas 80° à 90°, plus la multiplication est active. Elle se ralentit quand la température s'abaisse et cesse complètement vers 0°. Ces derniers faits trouveront leur application ultérieurement.

Depuis un petit nombre d'années, on sait que la scissiparité n'est pas le seul mode de reproduction des microbes. Presque tous peuvent se reproduire par des spores. En 1853, Robin avait admis que certains corps ronds, contenus dans les filaments du leptothrix buccalis, pourraient bien être des spores. En 1865, M. Pasteur avait reconnu « que les vibrions de la « putréfaction et de la fermentation butyrique pré- « sentent une sorte d'ovule ou de corpuscule ovoïde « réfractant fortement la lumière et qui se montre « soit à l'extrémité, soit dans le corps des articles. » Plus tard, Cohn, Hoffmann, Koch ont observé la génération par spores, dans un très-grand nombre de protorganismes. Récemment, M. le Dr Toussaint, professeur de physiologie à l'École vétérinaire de Toulouse, a constaté, sur la bactéridie charbonneuse, la formation de véritables sporanges polyspores. Cet habile observateur a remarqué en outre que jamais les bactéridies ne se transforment en spores dans le sang des animaux charbonneux; « elles restent rela- « tivement courtes, même dans les points où elles « forment des amas extra-vasculaires et où, par con- « séquent, on ne peut invoquer les mouvements du

« liquide, pour expliquer leur division. Les bactéridies « du charbon prennent donc peu d'oxygène aux tissus, « elles végètent pauvrement dans l'organisme et cer- « tainement, si on en juge par des calculs forcément « approximatifs, leur développement est sept à huit « fois moins rapide que dans le sérum fortement oxy- « géné des cultures. » Ces spores ainsi formées offrent une remarquable résistance à la température, à la dessication, à divers agents chimiques qui tuent, avec la plus grande facilité, les microbes adultes ou s'opposent, du moins, à leur développement. Entraînés par l'évaporation du liquide ou, après dessiccation, par les courants atmosphériques, ils flottent dans l'air, capables de supporter tous les contre-temps, toujours aptes à végéter, dès qu'ils arrivent dans un milieu favorable à leur évolution. Ils remplissent tous les lieux où l'air circule librement et ce n'est qu'au prix de précautions très-minutieuses qu'on peut se mettre à l'abri de leur irruption dans les expériences de culture. Ces faits nous donnent l'explication de l'erreur, très-facile à commettre d'ailleurs avant qu'ils ne fussent connus, de ceux qui ont admis la génération spontanée des bactéries dans les liquides en fermentation et dans diverses humeurs de l'organisme normales ou pathologiques.

Action des divers agents sur les microbes adultes et sur les corpuscules germes. — L'eau est nécessaire au développement des bactéries ; les adultes meurent très facilement par la dessiccation. Quant aux spores durables, elles résistent longtemps à la dessiccation, même lorsque celle-ci a été faite à une température élevée. L'oxygène est, d'après la plupart des observateurs, aussi nécessaire aux microbes qu'aux autres êtres vivants. Telle n'est pas l'opinion de Pasteur. Pour lui, il existe des microorganismes aérobies, qui se développent à la surface des liquides en putréfaction et meurent dès que l'oxygène libre de l'air leur fait défaut; dans les profondeurs du liquide vivent des anaérobies pour qui l'oxygène libre est mortel. Ces derniers empruntent les faibles quantités de ce gaz, nécessaires à leur évolution vitale, à la matière fermentescible qu'ils décomposent peu à peu. Ils sont les vrais agents de la fermentation. « Il y a une vie sans « intervention quelconque de l'oxygène libre. Toutes « les fois qu'il y a vie sans air, la fermentation se « manifeste. »

Les anaérobies sont les facteurs de la fermentation putride; l'un d'eux, le vibrion septique, serait l'agent exclusif de la septicité. C'est un aérobie, la bactéridie charbonneuse que l'on observe dans le charbon. Le sang des animaux qui ont succombé à la pustule maligne perd de très-bonne heure, par la putréfaction, sa virulence spécifique. Cela provient, d'après Pasteur, de ce que la putréfaction ne peut commencer qu'après usure complète de l'oxygène libre. A partir de ce moment, les anaérobies peuvent vivre et déterminer la fermentation putride, mais la bactéridie succombe par anoxhémie. Dès lors ce sang n'est plus susceptible de transmettre, par inoculation, le charbon, maladie essentiellement parasitaire. Si injecté dans le tissu cellulaire sous-cutané ou dans une veine, il produit la mort, c'est par septicémie, ainsi que Davaine et Pasteur l'ont démontré.

Pasteur base sa distinction des aérobies et anaérobies sur les constatations microcospiques suivantes : Dans un liquide en putréfaction, les microbes, pris à la surface, qui se trouvent au centre sous le verre couvre-objet, ne tardent pas à avoir des mouvements plus lents et à s'immobiliser. Sur les bords, au contraire, là où l'air est présent, la couche liquide reste aussi grouillante qu'elle l'était à l'origine. Il semble donc que l'air est nécessaire à la vie, puisque ceux qui sont au centre meurent, lorsque ceux de la périphérie ont absorbé tout l'oxygène à leur profit. Des phénomènes inverses se produisent quand la gouttelette liquide est prise non plus à la surface, mais dans la profondeur. On voit alors ceux qui sont au centre s'agiter, ceux qui sont près du couvre-objet s'immobiliser et se désagréger. Peut-on accuser autre chose que l'oxygène de l'air?

En faisant dégager un courant d'oxygène dans une macération de tissus pris sur un cobaye mort de septicémie, il m'a été donné de constater, au bout de quelques heures, que les bâtonnets avait perdu toute mobilité. Mais il restait un très-grand nombre de corpuscules brillants, les uns sphériques, d'autres ovoïdes, qui étaient contractiles et subissaient des déformations sur place. Ce liquide, injecté à divers animaux, se montra doué d'une extrême virulence.

J'ai fréquemment observé que les microbes s'immobilisaient très-rapidement dans une goutte prise au centre d'un liquide en voie de putréfaction. lorsque je n'appliquais pas de couvre-objet. Il est vrai qu'ici on peut invoquer aussi bien la dessiccation rapide qu'une action nocive exercée par l'oxygène, d'autant plus qu'il suffit parfois alors, pour leur rendre le mouvement, d'ajouter une gouttelette d'eau et même de souffler dessus ; la vapeur d'eau contenue dans l'air expiré paraît alors suffisante. On ne réussit pas toujours.

Contrairement à Pasteur, Hoffmann soutient que : « ces petits êtres ne peuvent vivre sans air, c'est-à-« dire sans oxygène; si ce gaz leur manque, ils cessent « de se mouvoir et ne se multiplient aucunement » (1). Dans des expériences récentes, le docteur Toussaint a pu constater, au moyen de la chambre humide de Ranvier, que l'oxygène libre était indispensable à la vie et au développement de la bactéridie charbonneuse. Il est vrai que Pasteur regarde le bacillus anthracis comme très-avide d'oxygène.

Le fait que le sang charbonneux perd rapidement en se putréfiant sa virulence spécifique est susceptible d'une interprétation toute différente de celle que lui donne Pasteur. Pourquoi n'admettrait-on pas avec Cohn que le bacterium mieux armé que le bacillus dans cette lutte pour l'existence, absorberait pour son propre compte la plus grande partie de l'oxygène ?

Paul Bert a démontré, par de remarquables expériences, que l'oxygène comprimé détermine la mort chez tous les êtres vivants, agissant à la manière des agents toxiques dès qu'il est respiré sous une certaine pression. La bactéridie périt rapidement sous 10 atmosphères. « Je puis, dit Paul Bert, faire périr la « bactéridie dans la goutte de sang par l'oxygène com-« primé, inoculer ce qui reste et reproduire la maladie « et la mort sans que la bactéridie se montre. Donc,

(1) *Ann. sciences naturelles*, 1869, t. XI, p. 9.

« les bactéridies ne sont ni la cause ni l'effet nécessaire « de la maladie charbonneuse. Celle-ci est due à un « virus » (1). M. Bert avait compté sans les spores permanentes, lesquelles, ainsi qu'il le constata ultérieurement, résistent pendant vingt-un jours et plus longtemps encore à une pression de 10 atmosphères. C'est d'eux, toujours d'eux qu'il faut se préoccuper, qu'il s'agisse des bactérium, des bacillus, etc...

Pasteur et Joubert ont constaté que les corpuscules germes de la septicémie résistent, comme la bactéridie charbonneuse, à l'action de l'alcool absolu et à celle de l'oxygène à haute pression.

Au mois de juillet 1877, le professeur Feltz communiqua à l'Académie des sciences des expériences analogues et qui sont très-démonstratives. En voici un résumé :

1° *Air comprimé.* — Le 20 mars 1876, je place dans mon appareil trois tubes éprouvettes contenant cinq ou six centimètres cubes de sang putréfié reconnu très-toxique par l'expérimentation et renfermant une quantité énorme de ferments organisés. Le 10 mai 1876, après cinquante jours de compression d'air à 30 atmosphères, nous injectons le contenu de nos éprouvettes dans la veine crurale de trois chiens. Le liquide n'est pas modifié, au point de vue histologique; nous y constatons les mêmes infiniment petits. Les trois chiens tombent malades; deux succombent le troisième et le quatrième jour, avec tous les signes

(2) Soc. de Biologie, 13 janvier 1877.

de la septicémie ; le troisième se rétablit, après avoir eu de la fièvre, de la diarrhée et même des selles sanguinolentes pendant huit jours.

2° *Oxygène comprimé*. — Le 16 février 1877, je remplace, sur les conseils de M. P. Bert, les tubes éprouvettes par des verres de montre contenant une couche de sang putréfié de 2 milimètres d'épaisseur. Cette substitution rend la pénétration de l'oxygène plus facile. Le sang avait été reconnu préalablement toxique et très-riche en vibrions. Après vingt-un jours de compression à 20 atmosphères d'oxygène pur, j'ouvre la marmite et je recueille 8 centimètres cubes de sang. L'odeur putride n'a pas disparu, la réaction est toujours ammoniacale ; les vibrions et les bactéries sont en partie détruits, en partie immobilisés, les coccobactéries ont résisté. J'ajoute à ces 8 centimètres cubes de sang, 22 centimètres cubes d'eau distillée et je l'inocule à cinq lapins, à raison de 6 centimètres cubes par animal. Les cinq sujets périssent dans l'espace de huit jours ; leur sang renferme un grand nombre de vibrions identiques à ceux que l'oxygène semblait avoir détruits.

Dans une autre série d'expériences, du sang très-toxique et possédant de nombreux microbes est soumis, pendant cinquante jours, à une pression de 25 atmosphères d'oxygène. Les microbes adultes sont détruits, mais les coccobactéries sont intactes. La fétidité a diminué. Cinq lapins meurent septicémiques, après injection d'une faible quantité.

De ces expériences, Feltz conclut que le sang putréfié ne perd rien de sa septicité par son contact plus ou moins prolongé avec de l'air ou de l'oxygène comprimé à haute pression. L'oxygène tue les microbes adultes, mais ne peut rien contre les spores-conidies qui végétant, se multipliant dans l'organisme de l'animal soumis à l'injection, produisent chez lui la septicémie.

Température. — D'après Onimus, c'est à la température de 35° que les microorganismes acquièrent leur maximum de vitalité et de fécondité. On voit qu'ils doivent se trouver dans des conditions excellentes de multiplication quand ils sont introduits dans le torrent circulatoire d'un animal à sang chaud.

Frisch a constaté qu'une température de + 45° à + 50° tue les bactérium-termo, tandis que + 80° ne tue pas les bactéridies; mais, à partir de 47° la vitalité de celles-ci diminue, et entre 50° et 55°, elles cessent de germer, de se reproduire, de former des spores. Quant aux filaments errants et en voie de croissance, ils sont rapidement tués. Ces faits intéressants peuvent servir à comprendre les résultats remarquables obtenus par Pasteur en inoculant le sang charbonneux à des poules. Avant lui, Davaine avait en vain essayé de transmettre le charbon à divers oiseaux, et Colin niait encore la possibilité d'une inoculation heureuse lorsque, par des expériences faites devant une commission nommée par l'Académie des sciences, Pasteur et Joubert démontrèrent que :

1° Les poules sont réfractaires au charbon;

2° Les poules refroidies, par immersion dans l'eau froide, contractent facilement le charbon;

3° Les poules chez lesquelles on a déjà développé le charbon par un abaissement de température peuvent se guérir complètement, si on vient à les réchauffer. La bactéridie se résorbe alors comme cela a lieu dans le premier cas. La guérison n'a pas réussi lorsque le sang était déjà fort envahi par la bactéridie charbonneuse dans les dernières heures de la vie » (1).

Les spores permanentes supportent, sans être détruites et sans perdre leurs propriétés germinatives, des températures très-élevées. Schwann a pu les porter à 100°, Pasteur à 110°, Schrader à 130°. Ils les ont vus se multiplier dès qu'elles étaient ramenées à des températures convenables.

Ces données montrent combien sont fragiles les arguments tirés d'expériences dans lesquelles ont s'est proposé de détruire les protorganismes au moyen de la chaleur. Est-on sûr d'y avoir réussi tant qu'on n'a pas atteint une température de 150°, de 200° peut-être ? Ne faut-il pas, d'ailleurs, tenir compte des conditions de siccité ou d'humidité du milieu dans lequel on opère ? Cette objection nous la faisons, par avance, à tous les expérimentateurs qui, n'ayant pu détruire la septicité de divers liquides par l'ébullition, en ont conclu que les microbes ne jouaient aucun rôle dans la septicémie. Ils avaient détruit les bactéries adultes, mais ne restait-il pas de germes ?

Les températures basses produisent sur les bacté-

(1) Acad. des Sciences, 22 juillet 1878.

ries des effets semblables à ceux des températures élevées. Cohn a constaté que un peu au-dessous de 0°, elles s'engourdissent, s'immobilisent et perdent toute activité vitale. Dès lors pas de reproduction, pas de fermentation possible. Quant aux corpuscules germes, Frisch a pu, par l'évaporation de l'acide carbonique, les refroidir jusqu'à — 87° sans leur faire perdre leurs propriétés germinatives. Onimus oppose donc à la théorie parasitaire de la septicémie un argument sans valeur, quand il dit que des liquides septiques congelés conservent leur virulence. Avait-il détruit les spores? Non. Ces notions éclairent d'une vive lumière la question de la septicémie expérimentale chez les animaux à sang froid. Nous verrons plus tard dans quelles conditions ils sont susceptibles de la contracter.

Antiseptiques.— On désigne sous ce nom des agents thérapeutiques destinés à détruire la septicité des liquides et arrêter la marche de la septicémie. On a constaté que les acides phénique, borique, salicylique immobilisent, tuent les bactéries adultes même quand les solutions sont très-diluées. On n'a pas suffisamment insisté sur l'action qu'ils exercent sur les spores. En ce qui concerne l'action du sulfate de quinine, Binz prétend que ce médicament guérit la fièvre intermittente en détruisant les vibroniens, les spores de palmelles contenus dans le sang. Bochefontaine, et avant lui Vulpian, ont constaté qu'il fallait 1/800 de sulfate de quinine pour immobiliser les bactéries du sang; d'où ils concluent que si la théorie de Binz était vraie, il faudrait donner à un malade 17 grammes de sulfate quinique, en vingt-quatre heures, pour le guérir d'une fièvre de malaria. Laborde est arrivé à des conclusions plus désespérantes encore; pour lui, le sulfate de quinine, l'acide phénique..., seraient plus nuisibles qu'utiles dans les diverses formes de la septicémie. Nous reviendrons plus tard sur les expériences de ce physiologiste.

IV

L'AGENT SEPTIQUE

Parmi les divers éléments qui font partie d'un liquide en putréfaction et doué de virulence, quels sont ceux qui déterminent l'activité septique et produisent la septicémie? Quelle est la nature de l'agent septique? On l'a successivement cherché dans les divers corps amorphes ou figurés qui entrent dans la constitution du liquide septique, dans les gaz, les composés solubles, les microbes. Toutes les recherches qui ont été faites sur ce sujet sont loin d'avoir la même rigueur scientifique, et les découvertes récentes sur la physiologie des microorganismes réduisent à néant un assez grand nombre de conclusions trop facilement acceptées jusqu'à ces derniers temps.

I. *L'agent septique est-il un agent chimique défini?*

Toutes les personnes qui fréquentent les amphithéâtres d'anatomie savent que par absorption pulmonaire et cutanée (expérience de Bichat) des gaz fétides pénètrent dans l'organisme, d'où ils sont éliminés par le rectum, par le poumon, probablement aussi avec quelques sécrétions. Est-ce à ces gaz que sont dues les fièvres dites d'amphithéâtre, les coliques violentes, soit sèches, soit accompagnées d'une diarrhée fétide, les accès intermittents susceptibles de revêtir le caractère pernicieux? Les auteurs ne se prononcent pas sur cette question ; toutefois, diverses expériences de Billroth, Weber, semblent permettre de faire jouer un certain rôle aux divers gaz de la putréfaction cadavérique dans la genèse de ces accidents.

Magendie exposa pendant un temps assez long des lapins, des cobayes aux émanations fétides de matières animales en putréfaction. Ces animaux ne parurent pas beaucoup en souffrir; tout au plus manifestaient-ils un peu de tristesse, qu'Hemmer met sur le compte du repos forcé, d'un esclavage trop à l'étroit. De ces expériences, Magendie concluait à la non-toxicité des produits gazeux de la putréfaction.

En 1822, Gaspard injecta dans les veines de divers animaux certaines substances qui se forment pendant la putréfaction, mais qui avaient été obtenues par voie chimique. Les injections d'acide carbonique, d'hydrogène sulfuré ne donnèrent lieu à aucun accident. L'ammoniaque, au contraire, détermina toujours la mort en produisant des hémorrhagies intestinales, sans le cortége des symptômes de la septicémie.

Billroth fit faire par Hufschmidt des expériences analogues; les solutions étaient injectées dans le tissu cellulaire sous-cutané. Le sulfure de carbone amena une légère élévation de la température, la leucine fit monter le thermomètre, placé dans le rectum, de 1 degré. — Localement, le sulfhydrate d'ammoniaque détermina des phlegmons limités qui guérirent rapidement; le carbonate d'ammoniaque une inflammation gangréneuse peu étendue. Billroth conclut que le poison pyrogène et phlogogène de la sérosité putride et du pus n'est pas un corps volatil, mais qu'il est de constitution moléculaire. La seconde partie de cette conclusion n'est pas contenue dans ces expériences.

Weber fait de nombreuses injections dans les veines avec les divers composés chimiques contenus dans les liquides putrides. Il conclut que l'hydrogène sulfuré entre pour une part dans la production des phénomènes septiques; toutefois, comme ce corps manque dans beaucoup de liquides virulents et qu'il ne produit pas, d'ailleurs, la vraie septicémie expérimentale, Weber pense que le poison putride a une constitution complexe.

Une conclusion se dégage de tous ces faits, c'est que l'agent septique n'est pas un des nombreux gaz qui naissent durant la putréfaction.

II. *L'agent septique est-il un composé amorphe dissous dans la sérosité?*

Pour s'en assurer, on a employé la distillation (Panum), la filtration (Panum, Bergmann, Küssner, Chauveau, Pasteur), les divers agents microbicides.

Distillation et évaporation. D'après Panum :

1° Pendant la distillation, le poison putride ne

s'évapore pas, il reste dans la cornue; il n'est donc pas volatil, mais fixe.

2° Une ébullition prolongée pendant 11 heures ne le détruit pas. Il reste au fond du vase, après évaporation complète au bain-marie.

3° Il est insoluble dans l'alcool, soluble dans l'eau.

4° Les substances albuminoïdes des liquides septiques ne sont pas toxiques par elles-mêmes; elles doivent leur septicité au poison qui se fixe à leur surface, d'où on peut le détacher par des lavages répétés.

5° Ce poison est comparable au curare, aux alcaloïdes, au venin des serpents.

Hemmer constate que le poison putride ne passe pas à la distillation, le regarde comme de nature albuminoïde; il agit sur le plasma sanguin à la manière des ferments; une température de 100 degrés ne le détruit pas; il passe à travers les filtres.

Bergmann filtre le liquide septique vingt fois de suite, le soumet à l'action de l'alcool absolu, de l'éther, d'une température de 100 degrés. La toxicité n'est pas diminuée. Il en conclut qu'elle n'est pas due à des éléments vivants, ni à des corpuscules moléculaires quelconques. Ce poison est diffusible; ce n'est pas un composé protéïque. Bergmann l'isole, après une longue série de traitements chimiques, sous forme de cristaux disposés en aiguilles minces qui peuvent conserver pendant longtemps toute leur activité et produire, à doses homœopathiques, tous les symptômes de la septicémie. Ce produit, c'est la sepsine.

Depuis lors, l'histoire chimique du poison septique — qui n'était pour Bergmann qu'un sulfate de sepsine — s'est singulièrement compliquée. On y a trouvé successivement : 1° un corps soluble dans l'eau (Panum) ; 2° un autre soluble dans l'alcool et qui serait narcotique ; 3° la vraie sepsine de Bergmann, Schmidt et Petersen ; 4° un alcaloïde trouvé par Züelzer et Sonnenschein, qui lui font jouer un rôle très-actif.

Certes on ne peut nier la nature minérale des cristaux toxiques obtenus par ces chimistes, mais produisent-ils la vraie septicémie ? Il y a aussi une autre objection à faire à tous ces résultats. Les matières qui les ont fournis étaient dans un état de putréfaction trop avancée. Que peut-on conclure des injections de leucine faites par Billroth, d'acide butyrique (Panum) ? Quand Müller et Voit tuent brusquement des chiens en leur injectant une solution de matières animales réduites, par la putréfaction, à l'état d'une masse terreuse informe, et concluent que la mort est due à l'action toxique des sels de potasse, peut-on admettre, avec eux, une véritable septicémie ? Il nous semble que ce serait peu logique.

Bergmann, Thin, Clementi, se servant du dialyseur, auraient constaté que le poison septique est dialysable, d'où une déduction toute naturelle : il n'est ni protéïque, ni surtout moléculaire. Il est vrai qu'Onimus, en employant la même méthode, est arrivé à des résultats tout opposés.

« Du sang de bœuf, dit-il, de porc ou d'homme « atteint de fièvre typhoïde est placé dans un papier « à dialyse et ce papier est ensuite placé dans un « vase contenant de l'eau distillée ; puis le tout est

« maintenu à une température d'environ 38 degrés.
« Après 14 heures, l'eau distillée se trouble au point
« de devenir lactescente; examinée au microscope,
« elle renferme une quantité de vibrioniens et de
« bactéries identiques, quant à la forme, avec ceux
« que contient le sang renfermé dans le papier à dia-
« lyse. Après cette constatation, une seule goutte de
« sang putréfié, contenu dans le papier à dialyse, est
« injectée à plusieurs lapins, tandis que plusieurs
« gouttes de l'eau extérieure, renfermant des myria-
« des de bactéries, sont injectées de même à d'autres
« lapins. Tous ceux de ces animaux qui avaient reçu
« la goutte de sang meurent en peu de temps; tous
« ceux qui avaient reçu l'eau avec les bactéries sur-
« vivent. Donc : 1° le vibrion n'est pas l'agent de l'in-
« fection putride; 2° cet agent n'est pas dialysable.
« C'est donc un albuminoïde » (1).

La contradiction est flagrante entre les résultats d'Onimus et ceux de Thin, Bergmann, probablement à cause de la non-identité des conditions de l'expérience. Mais Onimus peut-il conclure que les bactéries du sang ne jouent aucun rôle dans la production de sa septicité ? Evidemment non. Car il n'est pas sûr, malgré l'analogie de forme (Pasteur), que les microbes développés dans l'eau distillée soient de même nature que ceux qui sont dans le sang. Certes, ceux-ci ont pu et dû traverser la membrane. On sait, en effet, depuis les expériences de M. le professeur Lortet, que les granulations moléculaires, les spores, les bacté-

(1) Acad. de Médecine, 1873.

ries adultes, peuvent, grâce à leurs mouvements, traverser les membranes, voire même la membrane coquillière d'un œuf sain (Gayon); mais ont-elles pu vivre dans l'eau? Leurs spores, dira-t-on, ont dû rester intactes et, s'il en est ainsi, produire la septicémie en se développant chez l'animal qui les a reçues en injection. Mais n'est-il pas permis d'admettre qu'elles ont commencé à se développer dans l'eau et que bactéries jeunes ou adultes venues du sang ont été dévorées par d'autres, apportées par l'air et mieux faites qu'elles pour vivre et se développer dans ce milieu.

III. — *Les bactéries sont-elles l'agent septique?*

De nombreux observateurs ont soutenu le contraire en se fondant sur diverses expériences, parmi lesquelles un grand nombre n'ont aucune valeur démonstrative. Nous les passerons successivement en revue.

Filtration. — Il est démontré qu'il est très-difficile d'obtenir une filtration parfaite, même en employant un grand nombre de feuilles superposées. M. le professeur Chauveau n'a pas toujours réussi en se servant d'un tamis formé de plusieurs doubles de batiste très-fine. Panum avait basé ses premières conclusions sur des filtrations faites avec deux à quatre doubles de papier de bonne qualité. Il est revenu depuis sur ses premiers résultats. Bergmann a reconnu l'inutilité de vingt filtrations successives et qu'une seule bonne valait mieux qu'un grand nombre de mauvaises.

Actuellement il se sert pour filtrer d'une longue colonne de charbon contenue dans un tube cylindrique, ou de cylindres d'argile excavés à leur partie supérieure pour recevoir le liquide sur lequel il opère. En voilà assez pour démontrer l'insuffisance des filtrations, sur lesquels tant d'expérimentateurs se sont jadis fondés. Dans ces dernières années, elles ont servi à démontrer que la sérosité pure est inactive. M. le professeur Chauveau l'a mis hors de doute pour le pus; Feltz pour le sang putréfié : « Du sang putré-« fié très-toxique, additionné d'eau, est chauffé à « 80 degrés pendant 10 minutes pour coaguler les « albuminoïdes, capables de jouer le rôle de ferments « solubles. Soumis à la filtration simple, il passe un « liquide clair, très-riche en vibrioniens et très-sep-« tique. Une filtration spéciale de ce même liquide à « travers une couche de charbon et de coton haute « de vingt-quatre centimètres sur trois centimètres « de diamètre dans un tube de verre fixé sur la clo-« che de la machine pneumatique, fournit un fluide « rose clair qui n'est plus comparable, ni au liquide « initial, car il ne renferme ni points mobiles, ni bac-« téridies, ni bactéries, ni vibrions. Injecté à la dose « de 6 centimètres cubes dans la veine jugulaire de « quatre lapins, il reste tout à fait inoffensif, les ani-« maux ne présentent à aucun moment le moindre « signe de maladie. Avec ces résultats, on ne peut « admettre un virus liquide » (1).

Au dire de MM. Pasteur et Joubert, qui ont obtenu

(1) Acad. des sciences, mai 1877.

des résultats semblables, il ne faut pas se contenter de l'examen microscopique du liquide filtré pour affirmer qu'il ne contient ni spores, ni bactéries adultes. On n'est certain que la filtration a été complète que dans les cas où la culture, faite dans un milieu complètement dépourvu de germes a été stérile. Toutes ces constatations délicates, mais absolument nécessaires, manquaient autrefois.

Bactéricides. — Panum, Bergmann, en distillant, en chauffant à 100°, prétendaient tuer tous les germes. On sait que les spores supportent pendant plusieurs minutes une température de 110° et même 130°.

P. Bert tuait facilement les bactéridies charbonneuses, les microbes des liquides septiques au moyen d'une pression de 10 à 20 atmosphères d'oxygène. Les liquides conservaient leur virulence. Il a reconnu plus tard que les spores résistaient à de très-hautes pressions et que ses conclusions, tendant à nier tout rôle des microorganismes dans le charbon ou la septicémie, n'étaient pas fondées.

Les agents chimiques ordinairement employés, l'alcool (Panum), l'éther (Panum et Bergmann), tuent les bactériens adultes, mais ne peuvent rien contre les spores; tout au plus les empêchent-ils d'éclore, de se développer; ils ne les détruisent pas. On ne peut donc rien conclure de ce que des liquides sont restés septiques malgré un traitement par l'alcool, par l'éther ou des solutions d'acides phénique, borique, etc.

D'autres objections plus sérieuses que les précédentes ont été faites à la doctrine parasitaire de la septicémie. On a injecté à des animaux des liquides très-riches en vibrioniens sans provoquer d'accidents (Leplat et Jaillard, 1864; Billroth, 1874; Onimus, 1873). Enfin, Hiller n'a pas hésité à se faire des injections à lui-même, sans éprouver le moindre accident local ou général.

Pasteur répond que tous les bactériens ne sont pas de même nature; on peut injecter de l'eau ordinaire chargée de microbes dans le tissu cellulaire sous-cutané, dans la plèvre, sans que l'animal en souffre. Ce savant observateur admet que divers microorganismes peuvent intervenir pour produire les formes variées de la septicémie; mais pour lui, il y en a un remarquable par sa dangereuse activité, c'est le *vibrion septique*. Après la mort ou dans les dernières heures de la vie, il prend tout son développement dans le sang, où il est en compagnie de nombreuses bactéries, desquelles on le distingue facilement. « Dans « ce liquide, il prend un aspect tout particulier, une « longueur démesurée, plus longue souvent que le « diamètre total du champ du microscope et une « translucidité telle qu'il échappe facilement à l'ob- « servation. Cependant quand on a réussi à l'aperce- « voir une première fois, on le retrouve aisément « rampant, flexueux et écartant les globules du sang, « comme un serpent écarte l'herbe dans les buis- « sons » (1). Pour Pasteur, le *vibrion septique* est anaérobie, il ne peut supporter l'oxygène libre; c'est peut-être même à cette particularité qu'il faut attri-

(1) Acad. de médecine, 1877 et 1878.

buer son absence, au moins à l'état adulte, dans le sang, pendant la vie. On ne le trouve alors que dans les tissus, dans la sérosité de la plèvre, du péritoine où l'oxygène ne s'oppose pas au développement de ses spores. Il doit être regardé comme l'un des nombreux vibrions de la putréfaction; son germe doit exister un peu partout, par conséquent dans les matières du canal intestinal. Pasteur et Joubert l'ont cultivé et obtenu par ce moyen des liquides très-septiques; pour réussir, il faut que la culture soit faite à l'abri de l'oxygène. A côté de ce microbe septique et essentiellement pyrogène, il en existerait, d'après Pasteur, un autre remarquable par son action phlogogène et pyrogène. C'est le *microbe générateur* du pus, qui donne, quand il est seul, un pus lié, blanc, nullement putride. Quand, au contraire, le vibrion septique et le microbe générateur du pus vivent en compagnie, chose qui est loin de leur être désagréable, étant tous les deux anaérobies, on voit se faire dans l'organisme des suppurations diffuses et localisées, à foyers multiples et à peu près toujours mortelles.

Divers auteurs admettent aussi un vibrion septique, agent nécessaire de la septicité; mais les descriptions qu'ils en donnent sont loin d'être concordantes. Parmi eux, nous citerons Klebs, Leyden, Traube, Bühl, Recklinghausen. Pour Klebs, le vrai *microsporon septicus* se compose de petites cellules arrondies de 5 μ immobiles et serrées en amas ou disposées en chapelet, dans les sécrétions des plaies des septicémiques. Waldeyer les a trouvés dans les tissus, les vaisseaux des pyohémiques, des septicémiques, des femmes atteintes de fièvre puerpérale. Birch-Hirschfeld admet, comme Pasteur, un *vibrion septique* et un *vibrion pyohémique*.

Il manque encore beaucoup à faire pour établir, sur des preuves incontestables, le véritable rôle des bactéries dans les affections septicémiques ou pyohémiques, mais il n'est pas plus logique de le nier absolument que de l'indiquer en détail.

Nous avons vu que des filtrations bien faites, n'ayant laissé passer aucun germe, donnaient des liquides tout à fait inoffensifs. On sait que le sang des septicémiques contient presque toujours, durant la vie, des spores ou des microbes adultes; si on ne trouve pas ceux-ci, on les y voit naître par la culture. Vulpian a pu suivre, jour par jour, chez des lapins, des cobayes rendus septicémiques, la diminution graduelle des microorganismes du sang, à mesure que l'état général s'améliorait. Klebs, Nepveu ont trouvé des vibrioniens dans le sang de plusieurs érysipélateux, dans les abcès, les phlyctènes qui se produisent dans une région atteinte d'érysipèle. Dans le pus très-actif des abcès phlegmoneux graves, les vibrioniens sont beaucoup plus nombreux que dans le pus des phlegmons bénins. Enfin, Lister n'en n'a pas trouvé, ou les a vus en très-petit nombre dans le pus à peu près inactif dss abcès froids. Les abcès métastatiques de la pyohémie en sont abondamment fournis; ils infiltrent les ganglions engorgés par apport de matières septiques. Schüler et Hayem les ont trouvés dans deux cas d'encéphalite consécutive à un érysipèle de la tête. Certaines plaies, disent Klebs et Birch-

Hirschfeld sont de vrais foyers de bactéries, si elles donnent lieu à des accidents septicémiques, on les voit paraître dans le sang où, pendant la vie, elles ont été retrouvées par Nepveu (érysipèle, gangrène pulmonaire, etc.). Billroth ne les a pastoujours découvertes dans le sang des septicémiques; la culture méthodique est un mode de constatation que ce chirurgien n'a pas employé. On sait que c'est celui qui met le mieux à l'abri de l'erreur (Pasteur et Joubert).

M. le professeur Chauveau a démontré par des expériences irrécusables que ce sont des éléments figurés qui sont les agents actifs des virus, du pus putride, de tous les liquides susceptibles de produire la pyohémie et la septicémie. « Une filtration efficace, « dit ce savant expérimentateur, enlevant au pus pu- « tride toute activité phlogogène évidente, il n'y a pas « à chercher dans les produits dissous de la putré- « faction la cause fondamentale de la propriété irri- « tante que manifestent les substances putrides. Ce « sont nécessairement les débris corpusculaires de « matières animales, avec les microzymas, qui re- « présentent les agents producteurs des processus « inflammatoires, dont la présence des matières pu- « trides excite la formation dans le tissu conjonctif « sous-cutané..... L'inactivité ou le peu d'activité « phlogogène des humeurs putrides filtrées n'im- « plique pas nécessairement la non-participation des « produits de la fermentation putride et en particu- « lier du poison septique — produits qui sont dissous « dans la sérosité filtrée — à la production des effets « inflammatoires qu'engendre le pus putride. Si ces

« produits dissous ne contribuent pas directement à « cette formation, ils y concourent peut-être indirec« tement, soit en aiguisant l'activité phlogogène pro« pre aux éléments corpusculaires, soit en modifiant « la nutrition des tissus avec lesquels l'humeur pu« tride est mise en contact, dans un sens qui dispo« serait ces tissus à éprouver une plus forte impres« sion de la part des éléments inflammatoires pro« prement dits, mais la démonstration du fait est à « faire tout entière. De toute manière, il n'en reste« rait pas moins prouvé que dans le pus putride, « comme dans le pus sain, comme dans les humeurs « virulentes, les véritables agents phlogogènes sont « les éléments corpusculaires que les liquides tien« nent en suspension. » (*Lyon Médical*, 1872.)

M. Chauveau ne se prononce pas, on le voit, sur le rôle des bactéries. Feltz croit pouvoir trancher la question par l'expérience suivante : il prend du sang toxique, le dépose au fond d'une éprouvette et le recouvre d'une couche d'eau, avec toutes les précautions nécessaires pour que les deux liquides ne se mélangent pas. La couche d'eau superficielle, au bout de quelques jours, est très-riche en vibrions et très-septique. Les corpuscules inertes virulifères, mis en évidence par M. Chauveau dans le vaccin, sont tombés au fond du vase. Donc l'agent de la septicémie n'est pas un corpuscule, inerte mais un vibrionien (1).

Comme M. Chauveau, Züelzer admet que le poison putride, la sepsine, intervient pour produire des acci-

(1) Feltz, Académie des sciences, mai 1877.

dents. Enfin, Panum, revenant sur ses premières conclusions, croit qu'il faut admettre deux catégories de faits. Dans une forme de septicémie suraiguë, la mort est très-rapide et le sang n'est pas septique aux derniers moments de la vie ni immédiatement après la mort (faits déjà étudiés par Colin); il ne contient pas de bactéries. Panum voit dans ces cas un véritable empoisonnement par la sepsine agissant sur le sang et sur le système nerveux. Dans les cas où la mort est moins rapide, et où le sang est inoculable pendant la vie, la septicémie est de nature parasitaire et est due à l'action du microsporon septicum de Klebs. Mais ici, la sepsine intervient pour faciliter l'attaque au microbe.

Voilà, il nous semble, un assez grand nombre de faits qui tendent à faire admettre que les microbes jouent un rôle considérable dans la septicémie et la pyohémie. Une chose est seule incontestable, c'est qu'il n'y a de véritables éléments phlogogènes que les granulations moléculaires de Chauveau, lesquelles ne sont que des spores, d'après Hallier. Toutefois des savants d'une très-grande valeur n'admettent pas ces faits. Bergmann s'en tient toujours à la sepsine. Quant à Billroth, il attribue la pyohémie à un *zymoïde* (soluble) *phlogistique* très-voisin du *zymoïde* de la putréfaction. Produit de l'inflammation, il est apte à la faire naître à son tour : « L'action « phlogogène et pyrogène des matières putrides, « tient, dit-il, non à des bactéries, mais à un prin- « cipe toxique quelles renferment..... La présence « des bactéries dans une plaie est l'indice de la

« marche de cette plaie vers la putréfaction. Elles ne « créent pas la septicité, elles y naissent et servent à « sa dissémination. »

Dans un travail récent, un observateur connu par ses remarquables travaux sur les protorganismes, M. Koch montre une grande tendance à regarder comme des affections parasitaires la pyohémie et la septicémie. Toutefois, cette conclusion très-probable ne sera inattaquable que lorsqu'on aura :

1° Démontré la présence constante des bactéries dans les liquides septiques et dans le sang ou les tissus des septicémiques, pendant la vie.

2° Trouvé pour chacune de ces maladies un microorganisme propre, spécial.

3° Il est très-probable que les microbes sont les agents de la septicité ; ce n'est pas absolument certain dans tous les cas (1).

Cette réserve nous paraît prudente et nous adoptons les conclusions de Koch.

(1) *Untersuchungen über die Aetiologie der Wundinfections Krankheiten*, Lepzig, 1878.

V

SEPTICÉMIE EXPÉRIMENTALE

L'injection du liquide septique peut être faite dans les veines ou dans le tissu cellulaire sous-cutané; dans ce dernier cas les conditions de l'expérience sont moins dissemblables que dans le premier de ce qui se passe dans la septicémie clinique.

L'injection dans la veine exige un traumatisme plus ou moins grave, elle expose à la production de caillots qui peuvent déterminer des embolies et compliquer les résultats. Le poison se diffuse plus vite dans l'organisme.

L'injection dans le tissu cellulaire sous-cutané entraîne souvent des accidents locaux, des abcès, des gangrènes. Au dire de Stich, dont l'opinion est contredite par de nombreuses expériences, on obtient rarement l'infection générale, l'agent septique s'usant, en quelque sorte, pour produire des accidents inflammatoires au lieu où l'injection est faite. Picot a rarement constaté des phlegmasies locales; pour ma part, dans un grand nombre d'expériences où la septicémie fut rapidement mortelle, je n'ai observé aucun accident local digne d'être mentionné. Parfois il s'est produit un nodule induré dont la résolution ne s'est pas fait longtemps attendre, un abcès d'aspect furonculeux; dans des cas plus rares des phlegmons diffus avec gaz et mortification gangréneuse.

Quand on injecte dans la veine d'un chien un liquide très-actif, l'animal prend ordinairement, quelques minutes après l'injection, un frisson violent, il vomit, sa marche devient titubante; l'arrière-train paraît paralysé, il va s'affaisser dans un coin. Il y a souvent expulsion des urines et des matières fécales.

Au bout de quelques instants, le pouls s'accélère, devient petit, irrégulier; si l'animal essaie de se lever il retombe; la respiration devient lente ou rapide, suspirieuse, irrégulière, les extrémités se refroidissent, le pouls se rapetisse, le sang ne coule plus par les incisions faites à l'oreille, des soubresauts tendineux, des contractures musculaires se produisent, l'œil devient terne, la cornée se dépolit et l'animal meurt en quelques heures.

Quand la dose est faible ou le liquide peu septique, le frisson est peu intense et même manque; la diarrhée s'établit et au bout de quelques heures les matières fécales contiennent du sang. La soif est vive, le pouls est petit, la température plus élevée qu'à l'état normal, les urines presque toujours albumineuses (Ritter). L'animal meurt ordinairement entre le deuxième et le huitième jour. La guérison est loin d'être rare, même lorsque des accidents graves semblaient indiquer une terminaison fatale.

Il y a toujours de la fièvre. Elle débute presque

aussitôt après l'injection, la température se maintient très-élevée, parfois jusqu'à la mort, fréquemment elle descend beaucoup au-dessous de la normale plusieurs heures avant le dernier soupir.

Chez le lapin dont la température normale est de 39°, Coze et Feltz ont trouvé 42°, Picot 42°,8. Dans les périodes ultimes, quand le collapsus se produit, Coze et Feltz ont trouvé chez le lapin 29°, Béhier et Liouville 35°, 33°, 32°. Il manque malheureusement des tracés complets indiquant la marche de la température pendant le cours de la maladie.

Avec un pareil état fébrile, avec les déjections, l'absence d'appétit, on conçoit que l'amaigrissement doive être rapide. En fait, Picot a vu des lapins de 2 à 3 kilogrammes perdre en 30 ou 40 heures de 180 à 250 grammes de leur poids.

Les animaux tombent souvent de très-bonne heure dans un état de prostration extrême ; ils sont inertes, ne font aucune attention à ce qui se passe autour d'eux, la stupeur va jusqu'à l'insensibilité. Un lapin se laissait dévorer (Béhier et Liouville).

Un rat que j'avais rendu septicémique, en lui injectant du sang putréfié, se laissa manger le museau et une oreille par d'autres rats contenus dans la même caisse. Il se tenait pourtant encore couché sur le ventre et ne mourut que 8 ou 10 heures après. Chez lui, les plaies de morsure donnèrent lieu à une hémorrhagie insignifiante, le sang ne coula pas d'une incision que je fis avec un bistouri depuis l'extrémité jusqu'à la racine de l'oreille.

Quand l'injection est faite dans le tissu cellulaire sous-cutané, les accidents sont beaucoup moins rapides.

Des rats auxquels j'injectais une ou deux gouttes de sérosité prise dans la cavité abdominale d'autres rats qui venaient de succomber à la septicémie continuaient à manger, à sautiller dans leur cage. Souvent les accidents ne survenaient qu'au bout de 8 ou 10 heures; ces animaux perdaient leur vivacité, ne mangeaient plus. J'en ai observé un grand nombre avec soin au point de vue du frisson; jamais je ne l'ai observé. Néanmoins je suis loin de nier la possibilité de son existence; ce que je peux affirmer, c'est que les frissons sont très-rares et assez peu intenses pour passer inaperçus. Le poil se hérisse, l'œil devient terne et chassieux. Ces petits animaux se ratatinent, se mettent en boule, comme s'ils avaient froid et vont se cacher dans un coin, d'où il est difficile de les faire sortir, soit qu'on les pique avec une aiguille, soit qu'on les pousse. Tout au plus essaient-ils parfois de riposter en montrant les dents et mollement. Deux fois j'ai mis dans la même caisse cinq ou six rats auxquels j'avais fait des injections septiques au même moment; tous ceux qui étaient malades se réfugiaient dans le même coin, se serrant les uns des autres; le lendemain je les trouvais morts empilés en quelque sorte les uns à côté des autres.

J'ai plusieurs fois essayé de prendre la température en plaçant un petit thermomètre au pli de l'aine. Je n'ai obtenu aucun résultat, sinon d'être mordu. J'ai presque toujours constaté plusieurs heures avant la mort un refroidissement très-marqué des oreilles et des pattes.

Il semble donc y avoir, lorsqu'on fait l'injection dans le tissu cellulaire sous-cutané, une incubation peu longue d'ordinaire; dans trois ou quatre cas des rats n'ont manifesté des signes de maladie que vers le cinquième ou sixième jour. A partir de ce moment la mort est arrivée très-rapidement, précédée de l'ensemble des symptômes qu'on observe dans les cas rapides. Deux cobayes tombèrent malades le dixième jour seulement et moururent l'un le treizième jour, l'autre le seizième, alors que d'autres cobayes, de même taille et qui avaient reçu des quantités égales de liquide, avaient succombé au bout de trois ou quatre jours.

Béhier et Liouville ont vu plusieurs fois, chez des lapins, les accidents ne commencer à se manifester que trois ou quatre jours après l'injection.

Un assez grand nombre d'animaux guérissent après avoir présenté quelques accidents légers pendant un ou plusieurs jours. Chez d'autres, il y a guérison même après une maladie assez grave.

Dans beaucoup d'expériences de Davaine, Vulpian, Picot, la mort par septicémie est survenue sans accidents locaux ou avec un petit noyau inflammatoire qui se résorbait. Ici l'activité septogène, pyrogène est plus développée que l'activité phlogogène. Dans d'autres cas, il se produit des phlegmons diffus avec suppuration fétide mêlée de gaz, de destruction gangréneuse des tissus.

Un lapin à qui Béhier et Liouville injectent, à la nuque, deux gouttes de sang putride va bien jusqu'au troisième jour. Alors il prend de la fièvre ; un empâtement diffus se produit au cou, au thorax ; l'animal paraît enflé, bouffi. Sous la peau se produisent des phlyctènes remplies de sérosité roussâtre, laquelle contient de nombreux vibrioniens. Le lapin meurt le cinquième jour. Immédiatement après la mort, les muscles de la nuque sont jaunes feuille morte et infiltrés de microbes. Dans les poumons, zones hypérémiées. Commencement de pneumonie lobulaire. Congestion avec plaque ecchymotiques des viscères. Aucun d'eux ne présente d'abcès mûrs.

Ces deux expérimentateurs ont obtenu un certain

nombre de faits analogues soit avec du sang putréfié, soit avec de la sérosité péritonéale ou du sang pris sur des animaux septicémiques.

L'expérience suivante de M. Chauveau montre qu'un animal peut être porteur d'un foyer de pus très-septique et n'en éprouver aucun inconvénient grâce à la membrane pyogénique qui joue un rôle protecteur. Je la résume : cheval en bonne santé. Pouls 32. Températ. rectale 37°,6. Porteur d'un séton d'odeur fétide et nauséeuse, sans tumeur volumineuse autre que le cordon induré mal limité que détermine tout séton.

Ce pus tamisé et dilué au tiers est injecté au cou à la dose de 1 centimètre cube. Le lendemain, pouls 45. Temp. 38°8. Tuméfaction envahissante qui atteint le poitrail. Fièvre. Mort le cinquième jour.

A l'autopsie pas de trace d'abcès, quelques gouttes de pus. Engorgement constitué par une infiltration gélatiniforme avec stase du sang et hémorrhagies disséminées Autour du point injecté, vaste noyau gangréné sans limites précises. A ce niveau, bulles gazeuses. Au centre du noyau, tissus décolorés, fourmillant de microzymas. Au pourtour tissus infiltrés de sang, vaisseaux thrombosés. Pas de lésions internes dignes d'attirer l'attention.

Bouley obtient un résultat semblable sur un cheval en bonne santé, en prenant la mèche du séton qu'il portait au cou depuis deux jours et la plaçant dans un nouveau trajet le long des côtes. La mort est survenue le quatrième jour. Autour du nouveau trajet, tissus réduits en putrilage, infiltrés de gaz. Pas d'abcès métastatiques. Larges ecchymoses sous l'endocarde, la plèvre. Sang poisseux.

J'ai obtenu, sur quatre cobayes, des formes ds septicémie en tout comparables à la gangrène foudroyante gazeuze de l'homme. Au mois de mai 1879, je pris, dans le service de M. Ollier, de la sérosité des bulles d'un malade atteint de gangrène foudroyante rapidement mortelle. J'en injectai deux gouttes à neuf cobayes, pure ou additionnée de divers liquides antiseptiques. Huit cobayes n'éprouvèrent rien. Un, de ceux dont l'injection contenait quinze gouttes de solution phénique 1/100, tomba malade le quatrième jour. Une grande quantité de gaz se produisit dans le tissu cellulaire sous-cutané, dans l'intestin plusieurs heures avant la mort, qui arriva le sixième jour. A l'autopsie, nombreuses bulles contenant de la sérosité rosée, infiltration sanieuse très-étendue du tissu cellulaire sous-cutané. Pas de pus, pas d'abcès viscéraux. Hypérémie avec plaques ecchymotiques dans presque tous les viscères.

Le 17 juin 1879, je recueillis de la sérosité de gangrène foudroyante sur le cadavre d'un homme mort quatre heures auparavant dans le service de M. le docteur Mollière, chirurgien de l'Hôtel-Dieu. Deux gouttes diluées dans vingt gouttes d'eau furent injectées, au moyen de la seringue de Pravaz, dans le tissu cellulaire du dos à cinq cobayes. Deux n'éprouvèrent aucun malaise sérieux; trois moururent le 20 et le 21 juin. Pendant la vie, ils étaient gonflés par des gaz développés dans le tissu cellulaire sous-cutané. En passant le doigt sur la région dorsale, on sentait une crépitation gazeuse très-manifeste; il me fut impossible de constater le bruissement gazeux signalé chez l'homme par plusieurs auteurs et qu'il m'a été donné d'observer plusieurs fois, notamment dans deux cas de gangrène gazeuse foudroyante, qui se produisirent, dans le service de mon vénéré maître feu le professeur Valette, alors que j'étais son interne (Hôtel-Dieu, salles Saint-Philippe et Sainte-Anne, 1876). Sur ces trois cobayes, les lésions furent les mêmes que chez le précédent; pas d'abcès viscéraux. La décomposition cadavérique fut très-rapide. Je constatai la présence dans la sérosité péritonéale, au moment de la mort, de la grande bactérie septique de Pasteur.

On a signalé à la suite d'injections une élévation rapide et considérable de la température qui se maintenait pendant quelques heures ou pendant un ou deux jours, à deux ou trois degrés au-dessus de la normale; puis l'état fébrile s'apaisait et la guérison ne se faisait pas longtemps attendre. Des faits analogues s'observent chez l'homme, comme on pourra le voir plus loin.

Anatomie pathologique. — Localement on n'observe souvent aucun état phlegmasique notable. Parfois, il se forme un noyau inflammatoire qui se résout, ou encore un phlegmon localisé qui, par lui-même, n'offre pas une grande gravité. Notons encore des phlegmons diffus gangréneux, avec production de gaz, de noyaux hémorrhagiques. Dans ces cas, l'activité phlogogène est considérable, et l'on peut trouver dans les viscères des abcès en voie de développement; on a une septico-pyohémie.

Dans les viscères, on constate une hypérémie considérable, des infarctus rouges. Sur la plèvre pulmonaire, sur le péricarde, l'endocarde, existent des taches ecchymotiques, qui, sur une coupe, paraissent se prolonger dans la profondeur des tissus.

Les poumons sont très-congestionnés, souvent en état de carnification au niveau de leur base. Il n'est pas rare d'y rencontrer des infarctus rouges et les lésions d'une pneumonie lobulaire plus ou moins avancée, voire même dans les cas où la maladie a duré plusieurs jours, des abcès ou des amas caséeux du volume d'un petit pois.

Le foie est très-congestionné. On y trouve fréquemment un semis de points jaunes ou blancs du volume d'une tête d'épingle, entourés d'une auréole rouge-sombre. Là on constate, au microscope, des amas de leucocytes infiltrés de granulations, de graisse et une dégénération graisseuse des cellules hépatiques. On trouve aussi dans les capillaires des thromboses leucocytiques (Feltz, Hueter).

Lésions analogues dans la rate, les ganglions lymphatiques, les reins.

La muqueuse du tube digestif est rouge, avec plaques ecchymotiques; les plaques de Peyer et les follicules clos solitaires sont en général tuméfiés. Il est rare de constater, même dans les cas où il y a eu des selles sanguinolentes, des ulcérations intestinales.

Dans presque tous les tissus, on trouve des vibrioniens; ils sont en général d'autant plus nombreux que l'organe est plus vasculaire.

Le sang présente des lésions profondes. Il est de couleur foncé, poisseux. Les hématies ne se disposent pas en piles de pièces de monnaie (Béhier et Liouville, Feltz), mais en amas irréguliers. Elles sont déformées, décolorées, des noyaux d'hématosine flottent libres dans le plasma.

Les leucocytes sont boursouflés, crénelés comme les chatons du marron d'Inde (Coze et Feltz). D'après Hueter « les leucocytes des animaux infectés contien-
« nent un grand nombre de granulations volumi-
« neuses et à contours sombres. Si l'on fait agir de
« la potasse ou de l'ammoniaque, les granulations
« de protoplasma des leucocytes disparaissent, mais

« laissent parfaitement visibles les bacterium punc-
« tum qui ont pénétré dans le globule blanc. »

Koch, dans le travail cité précédemment, dit avoir plusieurs fois constaté cet envahissement des leucocytes par les bactéries qui s'y multiplient. Il a trouvé aussi dans les gaînes lymphatiques des vaisseaux de l'encéphale, tout autour des capillaires des viscères, des amas blancs avec auréole rouge hémorrhagique constitués par des leucocytes infiltrés de microbes, lesquels existent pareillement en très-grand nombre dans les abcès ou nodules caséeux miliaires du foie, du poumon, dans les hémorrhagies ecchymotiques des séreuses.

D'après Klebs, Martini, Recklinghausen, les bactéries forment de vraies thromboses dans les capillaires du foie, des reins, des os (P. Vogt) et produisent ainsi des noyaux hémorrhagiques, des abcès miliaires....

La capacité respiratoire du sang est considérablement diminuée; il fixe moins d'oxygène (Legerot, thèse de Paris, 1874; Urbain et Matthieu, Société de chirurgie, 1876).

Avec des lésions aussi profondes du sang et des divers tissus, la vie ne peut longtemps durer. Pour Davaine, la septicémie est une putréfaction du sang et des tissus pendant la vie. A cette manière de voir, on a répondu que ni le sang ni les autres humeurs de l'organisme ne contiennent les gaz fétides de la fermentation putride; argument qui ne s'applique pas aux cas de gangrène foudroyante gazeuse, dans lesquels les veines, le tissu conjonctif sont distendus par des gaz fétides, souvent inflammables. A ces formes, la définition de Davaine serait au besoin applicable. Quand ils manquent, Davaine admet qu'ils s'éliminent par le poumon, par le rectum (haleine et selles fétides), par diverses sécrétions. Au surplus, si l'on voulait, à tout prix soutenir la théorie émise par Davaine, on pourrait bien dire que la fétidité n'est pas la suite nécessaire des fermentations putrides et que presque toujours elle manque dans les premières périodes, alors que la septicité est déjà très-développée.

Vulpian, qui a toujours constaté dans le sang et les humeurs des animaux atteints de septicémie de nombreux microbes, définit la septicémie expérimentale une bactériémie. Quelle que soit l'explication qu'on adopte, on se trouve toujours en présence de lésions organiques trop profondes et trop généralisées pour être longtemps compatibles avec la vie.

Le sang et les autres liquides de l'organisme présentent, chez les animaux septicémiques, une activité septique toujours supérieure à celle du liquide qui a servi à l'injection.

« En créant, disent Côze et Feltz, quelques généra-
« tions infectieuses, on arrive à se convaincre que les
« éléments infectieux des dernières sont plus actifs que
« les matières putrides elles-mêmes... Ce fait expéri-
« mental nous fait comprendre comment une épidé-
« mie s'aggrave par transmissions successives. »

Klein et Sanderson ont obtenu une *intensification* de la septicité en introduisant un liquide pyhémique dans le péritoine d'un lapin. Cette humeur augmentait considérablement de virulence dans l'espace de deux ou trois jours.

Mais c'est surtout à M. Davaine qu'on doit une démonstration complète de ces faits intéressants.

Du sang de bœuf putréfié ne tue pas les lapins à moins de 2/1000 de goutte.

Le sang d'un lapin mort septicémique par injection de sang putréfié est beaucoup plus actif (Première génération).

Avec le sang de la cinquième génération, injecté aux doses de 1 goutte 1/10 et 1/100 de goutte, les trois lapins moururent en 14 et 20 heures.

Sur trois lapins, inoculés avec 1/10,000 et 1/20,000 de goutte, l'un mourut dans la nuit suivante, le deuxième 15 heures, le troisième 35 heures après l'injection (Dixième génération).

A la quinzième génération, trois lapins furent inoculés avec 1/20,000, 1/30,000, 1/40,000 de goutte de sang. Mort pour tous les trois entre la vingtième et la quarantième heure.

A la vingtième génération, tous les lapins meurent en moins de 35 heures, avec un millionième de goutte de sang.

A la vingt-cinquième génération, un trillionième de goutte tue tous les lapins.

L'Académie de médecine fut étonnée quand Davaine lui présenta ces résultats. « J'ai été saisi, dit Bouley, d'un long étonnement, comme Néron devant les merveilles de Junie » (1). Bouley, Vulpian, tout d'abord incrédules, répètent les expériences et constatent la réalité des faits annoncés par Davaine.

(1) Acad. de méd., 1873, p. 85.

Il faut savoir toutefois que le lapin est très-sensible aux liquides septiques; d'autres animaux, le chien surtout, le bœuf, le cobaye, les rats eux-mêmes résistent à des doses beaucoup plus fortes que celles qui tuent les lapins.

Dans des expériences comparatives faites sur divers animaux, M. Leblanc a constaté que des lapins supportaient 2/100 de goutte de sang septicémique à la troisième génération pris sur un cheval. Le sang des lapins, très-septique pour les lapins, l'est beaucoup moins pour le chien, pour le cheval, les cobayes, et même pour les rats. Il y a donc, au point de vue de la susceptibilité à contracter la septicémie, des différences considérables d'une espèce animale à une autre même assez voisine.

Un fait intéressant ressort des expériences de Davaine : c'est la septicité croissante avec les inoculations successives. Il a été invoqué par MM. Pasteur, Davaine, Klebs, en faveur de la théorie parasitaire de la septicémie. Pour Pasteur, les inoculations successives, les générations répétées constituent une sorte de culture dans laquelle il y a sélection au profit de la bactérie septique : « le seul et unique vibrion septi-
« que qui pénètre et se multiplie avec une si grande
« facilité que chaque parcelle microscopique des mus-
« cles en offre par myriades ainsi que les corpuscules
« germes de ces vibrions. La chair, dans ces condi-
« tions, est toute gangrenée, verte à sa surface, gon-
« flée de gaz, s'écrase facilement, en donnant une
« bouillie sanieuse dégoûtante » (1).

(1) Pasteur, Académie des sciences, 30 avril 1878.

D'après des expériences de Davaine, le sang charbonneux, loin d'acquérir de la virulence par inoculations successives, en perdrait.

Enfin M. Davaine, en chauffant pendant 14 heures du sang ordinaire à la température de 38 degrés, l'a vu prendre une virulence comparable à celle du sang des animaux septicémiques. Cette expérience donne l'explication de la septicité extrême du sang qui se putréfie au fond des plaies.

Il faut tenir aussi compte des conditions générales et locales dans lesquelles se trouvent les animaux. J'ai constaté un grand nombre de fois que, avec des quantités égales du même liquide, la mortalité était plus grande chez les cobayes, tenus en cage à l'amphithéâtre d'anatomie, que chez ceux qui étaient dans un appartement sain. Bien plus, contrairement à ce qu'avait observé Magendie, et après lui Hemmer, Colin aurait vu survenir la mort, par septicémie lente, chez des lapins dans la cage desquels des animaux septicémiques étaient laissés jusqu'à putréfaction.

Quand une injection septique est faite chez un animal présentant une affection locale, des phénomènes très-intéressants, parce que leurs analogues s'observent tous les jours dans la pathologie humaine, se produisent. Il y a là, comme le dit Verneuil, des influences exercées par l'état diathésique sur l'affection locale, et réciproquement.

Darcet injectait dans la veine jugulaire des poudres inertes et obtenait ainsi dans le poumon des infarctus « bénins et à évolution favorable. » Quand il faisait sur le même animal, en un autre point, une injection septique, ces infarctus bénins suppuraient.

M. Chauveau a obtenu des résultats plus frappants chez des animaux auxquels avait été pratiqué le bistournage, opération qui consiste en la rupture sous-cutanée du cordon spermatique au moyen de tractions, de torsions. Après cette opération, le testicule s'atrophie progressivement, présentant un des plus beaux types connus de nécrobiose. On a beau le tirailler, le contusionner à travers la peau intacte, on ne le voit jamais suppurer. Si, au contraire, on fait une injection putride insuffisante pour produire la mort chez l'animal tout à fait sain, des accidents putrides et gangréneux surviennent au niveau du testicule bistourné. En pareil cas, il y a eu « détermination septicémique » sur le *locus minoris resistentiœ.*

Verneuil a cité des cas où des tumeurs sanguines sous-cutanées, en voie de résorption et ne présentant aucun signe qui pût faire craindre leur inflammation, subissaient la transformation purulente des accidents septiques graves ou moyens s'étant produits à propos d'une plaie siégant parfois très-loin de la collection sanguine.

J'ai essayé de reproduire expérimentalement des cas analogues, et voici de quelle manière. Au mois de juin 1878, j'avais eu l'honneur d'assister mon maître, M. le professeur Léon Tripier, dans des expériences qui consistaient à faire couler directement le sang d'un animal dans la cavité péritonéale d'un autre. Dans deux cas, tout le sang d'un chien fut ainsi emprisonné dans le péritoine d'un autre chien, qui n'éprouva pas la moindre maladie, et quinze ou vingt jours après, quand on le sacrifia, tout le sang était résorbé, sans qu'il y eût la moindre trace de péritonite. Je me suis demandé ce qui adviendrait en faisant au même instant ou peu de temps après une injection de matière septique.

J'injecte dans la plèvre de quatre cobayes, au moyen de la seringue de Pravaz, cinq centimètres cubes de bon sang défibriné de bœuf recueilli une heure auparavant. A deux de ces animaux, j'introduisis, dans le tissu cellulaire du dos, 1/40 de goutte de sérosité prise dans le péritoine d'un rat mort de septicémie. Les deux cobayes qui n'ont reçu que le sang ne présentent aucun signe de maladie. Des deux qui avaient reçu de la matière septique, l'un meurt le douzième jour avec une pleurésie suppurée (fausses membranes, poumons très-hypérémiés, pas d'abcès viscéraux mûrs, mais quelques points jaunes un peu mous dans le foie), l'autre fut très-malade, mais survécut. Je dois ajouter que rats et cobayes n'étaient pas tués par ce liquide lorsque la dose injectée était inférieure à 1/5 de goutte.

On voit, en clinique, des abcès froids s'échauffer et s'ouvrir spontanément à propos d'une plaie qui a déterminé quelques accidents septiques graves ou moyens. On trouve alors, d'après Gosselin et Bergeron, dans le pus, « pourtant à l'abri de l'air des bac« téries qui indiquent un premier degré d'altération « putride. »

Pour Gosselin, pour Nepveu, les vibrioniens qu'on trouve dans l'urine, chez les individus qui n'ont pas pas été sondés, dans le pus des abcès non ouverts, dans une poche anévrysmale qui s'enflamme et suppure (Nepveu), viennent de l'intestin, du poumon. « Pourquoi, dit Gosselin, n'entreraient-ils pas par la « muqueuse pulmonaire et digestive, fins, invisibles et « intangibles, comme ils sont? Est-ce qu'ils ne peuvent « pas franchir avec l'oxygène les parois si ténues des « vésicules pulmonaires et de leurs vaisseaux, s'intro-

« duire dans le sang et circuler avec lui ? En définitive,
« il faut bien admettre que notre corps est environné
« de ferments, pourquoi n'en aurait-il pas aussi dans
« son intérieur ? Tant qu'ils ne trouvent pas un milieu
« adapté à leur évolution, ils restent inactifs et inof-
« fensifs ; mais si le sang, si le milieu est altéré, les
« ferments ne peuvent-ils pas se mettre en action,
« décomposer le liquide, lui enlever son oxygène et
« se transformer en vibrions, en bactéries » (1).

« De ces faits, dit Nepveu, on peut, je crois, dé-
« duire la loi suivante : Les liquides septiques et les
« bactériens peuvent porter dans les points faibles de
« l'économie leur action spéciale et y faire naître de
« graves désordres » (2).

L'intestin est le grand réservoir des bactériens ; tant que l'animal est en bonne santé, ils ne peuvent pénétrer dans le torrent circulatoire; il n'en est plus de même dans les cas d'affections plus ou moins graves. Alors ils se portent de préférence vers les foyers inflammatoires et s'y développent, parce qu'ils y trouvent des conditions favorables à leur multiplication. On les trouverait fréquemment dans la sérosité contenue dans le sac de certaines hernies étranglées (Nepveu). Après la mort, c'est dans la sérosité péritonéale qu'on trouve les plus développées. Enfin, c'est de l'intestin que Pasteur fait partir les microbes anaérobies de la putréfaction qui, se répandant partout dans le sang, dans les humeurs, les tissus

(1) Acad. des sciences, 14 février 1875.

(2) Nepveu, *Des Bactéries et de leur rôle pathog.* Rev. de Hayem, 1878.

y déterminent la fermentation putride et détruisant, par exemple, dans le cas de charbon, la bactéridie, font perdre au sang charbonneux sa virulence spécifique.

Si on admet ces idées, on s'expliquera pourquoi, dans les hôpitaux, il existe une prédisposition générale aux complications septicémiques. Il se fait là une sorte de culture, de sélection ; ce sont surtout des germes septiques qui pénètrent dans le tube digestif, dans les poumons, toujours prêts, si les conditions du blessé sont favorables, à se développer et produire de graves accidents.

D'après les expériences de Colin, dans les cas où, après une injection septique, la mort se produit au bout de deux à six heures, le sang n'est pas virulent au moment de la mort. Ce physiologiste compare alors l'action de la matière injectée à celle d'un poison très-violent. Ces cas d'empoisonnement putrides aigus seraient dus, d'après Panum, à la sepsine agissant à la manière des alcaloïdes, qui portent leur action sur le système nerveux. Dans tous les faits de ce genre, le sang ne contient pas au moment de la mort des bactéries (Colin, Picot).

Bien plus, jamais, en produisant la septicémie par communication artérielle directe, Laborde n'a trouvé des microbes dans le sang des animaux qu'il rendait septicémiques, alors même qu'il y en avait dans celui de l'animal communicateur. (*Trib. méd.*, 1875, p. 339.)

VI

SEPTICÉMIE ET PYOHÉMIE AU POINT DE VUE CLINIQUE

Nous nous attacherons seulement à faire ressortir les divisions établies entre les diverses formes.

Septicémie. — Elle est aiguë ou chronique.

Parmi les formes aiguës, nous trouvons la fièvre traumatique, la septicémie aiguë ordinaire, la gangrène foudroyante. La forme chronique comprend ce que la plupart des auteurs français décrivent sous le non d'infection putride.

Fièvre traumatique (febricula septicémique de Billroth).—Verneuil, Gosselin, Otto Weber, l'attribuent à la résorption des produits septiques formés aux dépens de la couche de sphacèle moléculaire qui se fait à la surface de toute plaie. C'est, à proprement parler, la fièvre de la détersion; elle cesse en général, quand la suppuration s'établit, quand se forment les bourgeons charnus. Elle débute ordinairement le premier ou le second jour, atteint rapidement son fastigium et se termine au bout de trois à cinq jours par défervescence brusque.

Le frisson est rare au début, le malade n'éprouve guère que des alternatives de chaud et froid très-modérés. Croft dit n'avoir jamais observé de frisson. Il est rare que la température dépasse 39°; toutefois, on l'a vu arriver à 40°. Un peu d'inappétence, de malaise, d'insomnie, de l'accélération du pouls, parfois de la constipation ; à la fin, la peau devient moite et l'état fébrile se calme complètement dans le temps précédemment indiqué.

Quand la fièvre est plus intense, plus longue, il faut surveiller la plaie, ces signes indiquant une inflammation anormale due à la présence d'un corps étranger, de caillots sanguins ou de débris de tissus qui se putréfient.

Quand elle est tombée, elle peut se reproduire sous l'influence des causes précitées. Cette fièvre secondaire ou consécutive, comme l'appelle Billroth, s'annonce souvent par un ou plusieurs frissons ; elle est causée ordinairement par la rétention du pus, des fusées purulentes, de la lymphangite, de l'érysipèle.

Les expériences de Chauveau, de Bouley, ont mis en relief le rôle éminemment protecteur de la couche des bourgeons charnus ; le chirurgien devra s'attacher à les respecter, à ne pas les faire saigner. Souvent la moindre excoriation détermine un état fébrile à allures menaçantes, avec frissons, élévation de la température, sans compter les complications érysipélateuse. Le fait suivant en est un exemple :

Etienne P..., âgé de 16 ans, trajet fistuleux menant sur un foyer nécrotique de la partie inférieure du tibia.

Exploration avec une soude cannelée, le 1er décembre, à neuf heures du matin. Écoulement de sang.

A trois heures de l'après-midi, violent frisson. A quatre heures, 41° dans le rectum.

Le 2 décembre, peau chaude, malaise, soif vive. T. 39°,2 le matin, 40° le soir.

Le 3 décembre, sueurs hier soir à 10 heures. Ce matin, temp. rectale à 37°,8. Retour définitif à l'état normal.

Ce malade, opéré le 16 décembre (rugination et cautérisation au fer rouge), succomba, le 21 décembre, à une gangrène foudroyante. (J'ai communiqué son observation au docteur Morand. Thèse de Montpellier, 1877.)

LA GANGRÈNE FOUDROYANTE (1) est la manifestation la plus grave de la septicémie aiguë. Elle complique de préférence les plaies par écrasement, surtout quand les os sont atteints ; on l'observe aussi dans des plaies simples limitées aux parties molles.

Elle survient presque toujours dès le premier ou le troisième jour, avant l'établissement de la suppuration. Le frisson initial manque souvent; dès le début, la prostration est extrême : la dyspnée très-profonde indique une altération du sang, le subdélirium est très-précoce. La température peut être très-élevée dès le début, ordinairement elle baisse et tombe au-dessous de la normale plusieurs heures avant la mort... Les symptômes locaux sont : gonflement de la plaie par de la sérosité sanieuse et des gaz qui remontent vers la racine du membre, faisant entendre un bouil-

(1) Œdème aigu purulent (Pirogoff). — Infection putride aiguë (Perrin). — Gangrène foudroyante. Pneuohémie putride (Maisonneuve).

lonnement caractéristique, produisant une vive douleur distensive, dans le tissu cellulaire sous-cutané, dans les veines et envahissant rapidement tout le corps. La peau est souvent bronzée (érysipèle bronzé de Velpeau)... On a la reproduction clinique des formes graves de la septicémie expérimentale... Quant au pronostic, il est presque fatalement mortel, malgré un succès rapporté dans la thèse de Morand et obtenu par le docteur Perrichon (de Vienne), et deux cas de guérison dus à Perrin.

Septicémie aigue ordinaire (d'après Billroth et Hueter). — Elle survient : 1° pendant la période de détersion de la plaie, quand celle-ci est profonde, irrégulière, quand les os sont intéressés. Alors, au lieu de la fébricula septicémique, on a la vraie septicémie; 2° quand la fièvre traumatique étant terminée ou durant encore, il y a décomposition de caillots sanguins, apport de matières septiques. Cela explique sa fréquence dans les hôpitaux encombrés de malades, mal aérés. La pourriture d'hôpital, la gangrène, lui donnent souvent naissance, en facilitant une abondante et rapide formation de matières putrides dont l'absorption est facilitée par la formation nulle ou imparfaite des bourgeons charnus.

Localement, la suppuration ne s'établit pas ou bien elle devient sanieuse, fétide; la plaie est tuméfiée, douloureuse, saigne facilement, ses bords se décollent, la peau est rouge, souvent il existe des traînées de lymphangite, des rougeurs érysipélateuses irrégulièrement disposées. Des gaz peuvent s'y produire.

Le frisson manque très-souvent au début, dans tous les cas il est exceptionnel de le voir se reproduire ; la température s'élève brusquement ou graduellement, mais atteint très-vite un fastigium dont elle ne s'éloigne guère. Les maxima ont lieu tantôt le matin, tantôt le soir. Un ou plusieurs jours avant la mort, elle baisse et descend souvent plus bas que la normale. Parfois une défervescence brusque coïncide avec l'établissement d'une gangrène plus ou moins étendue. Le maximum peut atteindre 40°,5 et même 41° ; mais chez les sujets affaiblis par des hémorrhagies, chez les vieillards, un état de prostration extrême va de pair avec des températures qui oscillent aux environs de 38°, 39°.

Le malade est ordinairement peu inquiet, il supporte les pansements sans se plaindre. Le délire est habituel, mais calme, très-rarement il revêt la forme maniaque. La soif est vive, la langue sèche, la peau couverte d'une sueur visqueuse, l'haleine fétide ; les selles sont fréquemment involontaires. Le facies ressemble à celui d'un cadavre et on a signalé une odeur cadavérique, les extrémités se refroidissent, la mort survient dans le collapsus. Elle est parfois précédée de carphologie, de soubresauts tendineux, de ballonnement du ventre, d'une dyspnée intense, ordinairement précoce, et due autant à l'altération du sang qu'aux lésions pulmonaires. La céphalalgie est rare ou peu intense.

D'après Billroth, la mort survient entre le quatrième et le neuvième jour. Ce chirurgien l'a vu tarder jusqu'au douzième.

La guérison n'est pas impossible, même après des

symptômes graves. On peut l'attendre lorsque la langue se dépouille de la saburre, lorsqu'il y a une amélioration qualitative et quantitative du pus, que le délire cesse, que les forces reviennent. La diminution de la température n'est un bon signe que lorsqu'elle coïncide avec les modifications ci-dessus indiquées des divers symptômes. Quand l'état général ne s'améliore pas, un abaissement considérable, brusque ou graduel, de la courbe thermique doit faire craindre le collapsus, avant-coureur d'une mort prochaine.

A l'autopsie, pas d'abcès métastatiques. Au point de vue des symptômes, pas de frissons, pas d'oscillations considérables de la courbe thermique, tels sont pour Billroth, Hueter, O. Weber, les caractères principaux de la septicémie aiguë ordinaire.

INFECTION PUTRIDE (de Bérard). Septicémie chronique. — Elle se produit à la suite des vieux clapiers anfractueux dans lesquels le pus séjourne et se putréfie.

Le pus est fétide, la plaie se sèche parfois, a un aspect blafard. Il y a une fièvre persistante, avec exacerbation le soir; la courbe thermique est souvent irrégulière, elle dépasse rarement 39°,5 et n'atteint pas toujours ce degré chez les sujets très-affaiblis, les vieillards. L'appétit disparaît peu à peu, la bouche se sèche, la soif est vive. La diarrhée est fétide, parfois profuse, l'intelligence s'affaisse, un délire calme survient, des sueurs profuses et fétides épuisent le malade et la mort est la conséquence ordinaire de tous ces accidents.

Si de bonne heure on prévient la stagnation et la décomposition du pus, la guérison peut être obtenue.

On doit s'attacher à différencier l'infection putride des fièvres hectiques liées à la tuberculose.

A l'autopsie, d'après les auteurs, on ne trouve jamais d'abcès viscéraux. Toutefois il est des cas dans lesquels, après un long état fébrile, on en rencontre. Doit-on alors admettre une septicémie chronique ou une pyohémie à longue durée? Il est difficile de se prononcer; ce sont peut-être des septico-pyohémies à évolution lente.

Les contre-ouvertures, le drainage, les injections détersives avec des liquides antiseptiques, localement, trouvent leur application. Comme traitement général, une bonne aération, du sulfate de quinine, des toniques.

Pyohémie. — Les frissons comptent parmi les symptômes les plus caractéristiques; d'après les statistiques de Billroth ils existent dans 74 0/0 des cas de pyohémie franche. Au début ils sont très-violents, mais séparés par de longs intervalles, accompagnés de chaleur et de sueurs abondantes; ils deviennent ensuite plus fréquents, moins intenses. Dans les derniers jours de la vie, ils disparaissent ou sont très-faibles. Pendant l'accès fébrile, la température peut atteindre 41° et même 42°, elle baisse ensuite, tout en restant au-dessus de la normale, de façon à prendre les allures de la fièvre rémittente.

Les frissons coïncident souvent avec les suppurations viscérales, avec des fusées purulentes.

Le malade est inquiet, maigrit rapidement; la peau prend d'ordinaire une teinte ictérique qui devient de plus en plus foncée. Elle est due parfois à des abcès du foie, plus souvent à la dégénération graisseuse aiguë des cellules hépatiques ou à la dissolution des hématies. La diarrhée est moins fréquente que dans la septicémie. (On a même remarqué, dans les nombreux cas de pyohémie, observés pendant le siége de Paris, de la constipation chez un grand nombre de malades). Des douleurs surviennent dans les masses musculaires, les jointures, dans la poitrine, les hypocondres; elles annoncent la formation prochaine ou actuelle d'abcès métastatiques.

La langue est saburrale, puis sèche, raccornie, les vomissements ne sont pas rares au début, la céphalée est très-fréquente.

La courbe thermique est caractérisée par de grandes oscillations, à maxima presque toujours vespéraux. Vers la fin, quand la maladie doit finir fatalement, les oscillations sont moins étendues, les frissons ne se reproduisent pas; assez souvent il y a hypothermie quelques heures avant la mort. Le délire calme est un symptôme fréquent, parfois précoce, toujours grave.

La respiration est gênée, au début, par l'altération du sang, par l'hyperthermie, plus tard par des épanchements dans la plèvre et des abcès pulmonaires.

La pyohémie ne commence qu'après l'établissement de la suppuration, celle-ci diminue dès le début, augmente ensuite toutes les fois qu'il se fait une amélioration. Elle débute au plus tôt vers le quatrième jour, plus souvent vers le dixième, parfois dans la quatrième ou cinquième semaine. La mort survient le plus ordinairement du huitième au quinzième jour, après les premiers frissons ; elle peut tarder jusqu'à la quatrième et même la dixième semaine ; dans des cas très-rares jusqu'à la dix-huitième semaine.

La pyohémie est ordinairement mortelle; toutefois elle peut guérir, même lorsque les symptômes ordinaires des abcès viscéraux ont été observés. (Guérin a présenté à l'Académie de médecine, en 1871, les poumons d'un individu atteint de pyohémie, chez lequel il y avait eu tous les signes d'abcès pulmonaires. Il guérit complètement; quelques mois après, A. Guérin fit son autopsie et trouva les cicatrices de deux abcès au poumon).

Les médecins ont jugé parfois la fièvre pyohémique plus curable qu'elle ne l'est, justement parce qu'ils s'étaient trop hâtés de la diagnostiquer sur un ou plusieurs frissons. Il faut savoir, en effet, que des fusées purulentes peuvent produire des abcès fébriles qui cèdent quand on pratique une contre-ouverture pour vider le foyer purulent. Ces faits ne doivent pas être regardés comme des cas de fièvre pyohémique franche, quoique fréquemment les accidents locaux en question puissent, si on n'intervient pas, être l'origine de la pyohémie.

Dans un grand nombre de cas, les descriptions classiques de Billroth sont parfaitement applicables; mais que de fois aussi ne voit-on pas des formes mixtes ou même ne ressemblant en rien à celles qu'il décrit !

On peut voir — et ces faits sont loin d'être rares —

des abcès coïncider avec l'absence absolue de frissons et des grandes oscillations thermiques, les voir au contraire manquer, alors que de violents frissons, de grandes oscillations thermiques semblaient en annoncer la formation.

Le docteur Richelot a publié dans l'*Union Médicale* (1871) un certain nombre d'observations de ce genre, recueillies dans le service de M. Verneuil. Il rapporte entre autres trois cas dans lesquels de grands frissons répétés avaient fait porter le diagnostic pyohémie. A l'autopsie, pas d'abcès. Diagnostic *post mortem* : septicémie; une dizaine de cas où pendant la vie il y avait eu tous les symptômes classiques de la septicémie et dans lesquels il se forma des abcès dans les muscles, dans les viscères.

J'ai eu, pour ma part, soit dans les services de chirurgie, soit surtout pendant une courte épidémie de fièvre puerpérale qui éclata à la Maternité, alors que j'y étais interne, de fréquentes occasions d'observer des faits en tout semblables à ceux de Richelot, d'autres conformes aux descriptions classiques.

Abcès symétriques. — J'ai surtout été frappé par un fait passé sous silence par les auteurs et qui m'a paru très-fréquent : la disposition symétrique des abcès de la pyohémie. Mon maître, M. le professeur Laroyenne, à qui je fis part de ces observations, me dit qu'il avait souvent eu l'occasion d'en faire d'analogues. J'en citerai quelques-unes auxquelles il me serait possible d'en ajouter plusieurs autres, si je faisais entrer en ligne de compte les nombreux cas d'abcès symétriques intra-articulaires que nous rencontrions, le docteur Armand et moi, soit dans nos autopsies, soit dans les exercices de médecine opératoire.

Observation I. — Beur. (Marie), 18 ans, primipare. Accouchement normal le 9 novembre 1877.

11 Novembre. Frissons, sueurs, somnolence, subdélirium.

12 Novembre. Prostration extrême, pas de frisson. Temp. du matin 39°, temp. du soir 39°,4. Subdélirium. Ne répond pas aux questions.

21 Novembre. Depuis le 12, pas de frissons, prostration extrême, teinte subictérique de la peau. Temp. oscillant entre 39°,5 et 38°. Aujourd'hui sueurs profuses. Abcès à la face antérieure de l'avant-bras gauche.

23. Abcès au mollet droit.

28. Abcès à la face antérieure de l'avant-bras droit.

30. Abcès à la face postéro-externe de la jambe gauche. Amélioration rapide. Le 8 décembre les abcès qui étaient volumineux sont guéris. La malade quitte l'hôpital le 20 décembre en bon état.

Observation II. — Eugénie Coud..., 16 ans. Accouchée le 5 décembre après 4 heures de travail, frissons violents qui reviennent pendant 15 ou 20 jours. Peu d'accidents du côté de l'abdomen. État général moins atteint qu'on ne l'aurait pu attendre après de pareils accès fébriles.

15 Décembre. Douleur à la région parotidienne droite.

21. L'abcès parotidien est ouvert.

3 Janvier. Abcès à la paume de la main droite.

6 Janvier. L'abcès parotidien droit est fermé. Il faut en ouvrir un à la région parotidienne gauche.

9 Janvier. Abcès à la face dorsale du métacarpe main gauche.

Tous les abcès guérissent.

La malade succombe le 19 mars après des périodes parfois

longues d'amélioration. Abcès dans le foie, les poumons. Abcès symétriques dans les régions axillaires.

En résumé :

Abcès symétriques des deux parotides.
— — des deux mains.
— — des deux creux axillaires.

Observation III. — Marie Comb..., 24 ans. Accouchée le 2 novembre. Frissons répétés pendant plusieurs jours. Morte le 10 janvier avec abcès viscéraux. Cette malade présenta :

Du 10 au 20 décembre. Deux abcès symétriques des deux mollets qui guérirent.

Des abcès symétriques des deux articulations scapulo-humérales avec lésions graves des surfaces articulaires.

Des abcès symétriques des articulations coxo-fémorales.

Du côté gauche, un abcès se produisit brusquement dans la fosse iliaque, il coïncida avec de vives douleurs spontanées dans l'article, exacerbées par la pression sur la crête iliaque. A l'autopsie on constata des lésions inflammatoires dans la cavité cotyloïde et tout autour, et une fracture qui suivait à peu près la ligne d'union de la portion iliaque avec les portions pubienne et ischiatique de l'os coxal. Elle n'avait pu se produire que dans un mouvement ou une secousse imprimée à la malade en la déplaçant sur son lit.

Billroth (1) cite deux cas seulement d'abcès métastatiques des parotides, et deux observations d'abcès symétriques dans les articulations du genou et de l'épaule. Il est probable que la symétrie serait fréquemment constatée si on prenait la peine de la chercher. Je n'ai pas d'explication à en donner.

(1) *Beobactungstudien über Wundfieber...*

VII

LES ANTISEPTIQUES

Un véritable antiseptique doit empêcher la septicité de se produire dans les liquides et les solides abandonnés à la putréfaction, prévenir et guérir les affections produites par l'absorption des agents septiques.

Dans tous les temps, les chirurgiens se sont préoccupés de la désinfection des plaies ou de la destruction des agents infectieux qui pouvaient s'y former. Le fer rouge, l'huile bouillante furent employés jusqu'à A. Paré. Après lui, les solutions acides, le vin, l'eau salée, la chaux vive furent successivement mis en usage. Toutefois, l'emploi méthodique des antiseptiques est de date récente ; il est l'application thérapeutique des découvertes de Pasteur, Tyndall...

En 1873, Davaine présenta à l'Académie des sciences le résultat de quelques expériences sur les animaux. Il les résuma, l'année suivante, dans un travail lu à la Société de biologie (1). « Je disais : le cobaye étant tué « constamment par une quantité de sang charbon-

(1) Soc. de Biol., 1874, p. 25.

« neux frais inférieur à 1/100,000 de goutte, lorsqu'on « la lui injecte sous la peau avec la seringue de Pravaz, « cet animal peut servir de réactif pour déterminer « l'existence du virus charbonneux, même lorsqu'il se « trouve en quantité extrêmement minime.

« Si donc, on mêle avec de l'eau 1/100, 1/1000, « 1/100,000 de sang charbonneux, et si l'on ajoute à « cette eau la substance dont on veut connaître l'ac- « tion antiseptique, il suffit, après un certain temps « de contact, d'injecter sous la peau d'un cobaye une « seule goutte de ce liquide pour obtenir le résultat « cherché. En effet, si l'animal continue de vivre, « c'est que le virus a été détruit par la substance anti- « septique ; il mourra, au contraire, si le virus est « resté intact. En l'absence de toute donnée sur la « puissance d'action de chacune de ces substances, « la première dose essayée a été prise arbitrairement ; « puis, dans des expériences successives, elle a été « augmentée ou diminuée, suivant les résultats obte- « nus.

« Or, le lapin se trouvant par rapport à la septi- « cémie, comme le cobaye par rapport au charbon, « on peut le prendre comme réactif des antiseptiques.

« Le sang septicémique a été pris dans le cœur des « animaux morts depuis peu d'heures. Une goutte de « solution à 1/10,000, laquelle est incolore et ne pré- « sente pas de trouble appréciable, après l'addition de « la matière antiseptique, tue un lapin. »

Acide phénique. — Une goutte de la solution à 1/100 tue le virus toujours. Une goutte de la solution à 1/200, mise demi-heure avant, ne le détruit pas ; le lapin meurt en deux jours.

Silicate de soude. — Son activité est la même que celle de l'acide phénique.

Acide sulfurique. — Action égale à celle de l'acide phénique.

Acide chromique. — La solution de 1/3,000 détruit le virus septique après quarante minutes de contact.

Le permanganate de potasse est plus puissant encore.

Mais c'est l'*iode* qui agit avec le plus d'intensité ; il réussit infailliblement à la dose de 1/10,000.

A la même époque, Onimus fit connaître des résultats expérimentaux fort analogues à ceux de Davaine; mais Colin fit remarquer que le mélange *in vitro*, de l'agent septique et des antiseptiques crée des conditions anormales. Il s'accorda avec Dumontpallier pour dire qu'il faut demander quelque chose de plus aux antiseptiques, à savoir : la neutralisation des effets du virus préalablement introduit dans l'organisme. Colin soutint qu'on ne l'obtenait pas ; Davaine qu'elle était incontestable.

Ces deux expérimentateurs se servaient de sang charbonneux frais ; ils l'inoculaient à des animaux, puis injectaient de la teinture d'iode dans le tissu cellulaire sous-cutané. Colin ne faisait qu'une injection qui restait sans effet; Davaine en faisait plusieurs successives, de telle sorte que l'organisme de l'animal en expérience fut imprégné du médicament, pendant un certain temps, et réussissait. Aussi n'hésite-t-il pas à conseiller l'emploi des iodiques à l'intérieur, et en injection sous-cutanée dans le cas de charbon chez l'homme.

En 1875, Raimbert communique à l'Académie de médecine quatre succès obtenus par ce moyen. Dans la même séance, Bouley fait connaître le fait suivant, dû à M. Rongier, vétérinaire à Murat (Cantal):

« Lors de ma visite du 17 septembre à la monta-
« gne de Lioran, une vache de huit ans, d'un embon-
« point médiocre, présentait un emphysème sur la
« moitié droite du thorax. J'injectai, au pourtour du
« mal, une solution de 10 grammes de teinture d'iode
« iodurée dans un litre d'eau. En outre, 10 grammes
« sont administrés intérieurement. Deux heures après,
« pas d'amélioration. Une tumeur se développait dans
« la région des reins. Je fis trois injections, renouve-
« lai les autres, et administrai 15 grammes de tein-
« ture d'iode dans un litre d'eau, recommandai de
« répéter les injections toutes les heures et rentrai
« chez moi, mais peu rassuré. Le lendemain, la
« vache était au pacage et guérie. Le vacher me dit
« qu'elle avait remis le lait. On lui avait injecté, pen-
« dant la nuit, 10 grammes de teinture d'iode. »

La médication iodée paraît donc agir efficacement contre les maladies charbonneuses. Depuis cette époque, le docteur Raimbert a cru constater que l'acide phénique est beaucoup plus actif, ce que nie Davaine. Ici, au dire de Reynal et Colin, il faut savoir faire des réserves; le diagnostic du charbon est parfois difficile chez les animaux. Chez l'homme, on prend souvent pour des pustules malignes des anthrax, des furoncles graves. Rappelons, pour terminer, l'observation publiée par le docteur Chavanis dans le *Lyon Médical* (31 décembre 1876). Il s'agit d'une pustule maligne de la face, guérie par des injections phéniquées. L'examen microscopique du sang, fait par MM. Colrat et Charpy, n'avait décélé la présence d'aucun vibrionien. Pour preuve des difficultés, citons encore le fait récent de Feltz. Une femme meurt, à Nancy, d'une affection diagnostiquée fièvre puerpérale. Feltz trouve dans le sang un microbe qu'il appelle *leptothrix puerperalis*. Il le cultive, en envoie à Pasteur, qui affirme que le vibrionien en question n'est autre que la *bactéridie charbonneuse*. Inoculé à des cobayes, il produit le charbon. Feltz constate ces faits et se range à l'avis de Pasteur. On a signalé aussi des cas de charbon chez les animaux sans bactéridie (Toussaint, Maunoury et Salmon)... Enfin, M. Toussaint a présenté, à l'Académie des sciences (1878), par l'entremise de M. Bouley, une maladie à forme charbonneuse, causée par un vibrion aérobie différant, par certains caractères, de la bactéridie. En présence de ces faits, on doit être très-réservé dans l'affirmation du diagnostic et de l'influence des agents thérapeutiques.

En 1874, M. Laborde présenta, à la Société de biologie, un mémoire sur la production de la septicémie par communication artérielle directe. Par ce mode opératoire, l'animal ne présente aucun symptôme, ni pendant, ni immédiatement après l'opération. Une ou trois heures plus tard, il est anxieux, prend un frisson plus ou moins intense, a des vomissements répétés, se couche, refuse les aliments. Il maigrit rapidement, éprouve, pendant les jours qui suivent, un ou plusieurs frissons vers le soir, tousse, respire avec difficulté et meurt du quatrième au huitième jour. Une seule fois, l'animal (chien) a guéri.

Jamais Laborde n'a trouvé des microcytes dans le sang à l'autopsie; les poumons sont congestionnés, ils présentent des infarctus et même des abcès lorsque l'animal portait déjà une plaie suppurante.

Chez des animaux ainsi rendus septicémiques, Laborde a fait des injections avec divers médicaments réputés antiseptiques, tels que le sulfate de quinine, l'acide phénique, etc. Voici la conclusion à laquelle il arrive : « Aucune de ces substances n'est antisep-
« tique. Il semble, au contraire, d'après un nom-
« bre respectable d'observations, que la plupart
« de ces agents chimiques, introduits dans l'orga-
« nisme en puissance de la maladie septicémique,
« ajoutent leurs effets à ceux du principe morbide, de
« façon à rendre celui-ci plus nocif et plus rapidement
« mortel, au lieu de le combattre. »

Il en est de même lorsqu'il mélange l'agent thérapeutique au liquide septique avant de faire l'injection. « Non-seulement la quinine, l'acide phénique... introduits dans l'organisme en même temps que l'agent septique, n'empêchent pas les effets morbides et mortels de celui-ci, mais encore ils paraissent les aggraver » (1).

(1) Laborde, *Gazette médicale*, 1875-1877.

Picot est arrivé au même résultat. « Le silicate de soude, dit-il, est un bon antifermentescible, capable d'enrayer la fermentation alcoolique, lactique, putride, à petites doses, en dehors de l'organisme. Il n'a jamais pu empêcher de mourir les animaux en les saturant de ce sel, soit avant, pendant ou après les injections septicogènes. L'acide phénique n'a pas eu plus de succès ; quant à l'acide salicylique, Feser et Friedberger l'ont trouvé complètement inactif, soit pour prévenir, soit pour guérir les accidents consécutifs aux injections de matières septiques » (1).

Demarquay et Colin ont fait des expériences qui tendent à démontrer que l'action bactéricide de l'acide phénique est très-contestable. Demarquay prend des liquides albumineux, les laisse se putréfier, puis, quand les vibrioniens s'y sont produits, il y ajoute divers antiseptiques. Les bactériens continuent à vivre. Ils se développent dans le liquide, malgré la présence de l'acide phénique. Pour ce chirurgien, il n'y a de bactéricides que les solutions alcalines ou acides assez concentrées pour détruire les albuminoïdes ; mais alors elles ne sont plus applicables en chirurgie. Les expériences de M. Bochefontaine (déjà citées), avec le sulfate de quinine, sont aussi peu encourageantes.

En 1873, Buchanan conclut de nombreux essais que la solution de sulfate quinine à 1/250 arrête la prolifération des microbes, à 1/400 elle diminue leurs mouvements, mais un peu plus tard ils se reproduisent. Le sulfate de soude, le sulfophénate sodique agissent

(1) Picot, *Les grands processus morbides*, vol. II, p. 983.

de la même manière ; le picrate de potasse est plus actif ; mais pour se débarrasser complètement des protorganismes, il faut l'employer en solution assez concentrée.

Quant au silicate de soude, d'après Champouillon, il ne devient bactéricide qu'en solution très-concentrée (1).

J'ai plusieurs fois répété ces expériences, j'ai constaté que des solutions de teinture d'iode (1/500), d'acides phénique, salicylique, de benzoate de soude, de chlorure de zinc à 1/100 immobilisaient les vibrioniens qui s'agitaient dans une goutte de liquide putride placée sur une lame de verre, sous le microscope. En versant ces solutions dans des quantités doubles ou égales de liquide septique, je ne voyais pas d'ordinaire les microbes se mouvoir ; mais le lendemain et les jours suivants, quoïque l'éprouvette eût été bien bouchée, ils s'y trouvaient en aussi grand nombre et aussi mobiles qu'avant l'addition des solutions antiseptiques.

Emploi de l'acide phénique dans le pansement des plaies. — Quoique l'acide phénique soit employé depuis longtemps pour désinfecter les plaies (Wolf, 1840, Simpson, 1858), c'est à Lister que revient l'honneur d'avoir institué un mode de pansement méthodique, dont l'utilité est généralement reconnue.

Ce chirurgien se propose de détruire les protorganismes qu'il considère comme la cause unique des complications fébriles graves des blessés. Le *spray* est destiné à détruire les germes dans l'atmosphère qui environne la plaie ; les doubles de *gaze* trempée dans la solution phéniquée à produire un dégagement

(1) Acad. des sc., 1873.

permanent de vapeurs antiseptiques, que le *couvre-tout*, en makinstoch, retient tout autour de la plaie. Ce mode de pansement s'est peu à peu généralisé et a été employé dans presque tous les hôpitaux d'Europe. L'acide phénique a été remplacé tantôt par l'acide salicylique, le thymol, tantôt par le benzoate, le salicylate, le phénate de soude. L'ensemble de la pratique du pansement a été conservé, on a obtenu, avec les divers agents, des résultats à peu près semblables. Les complications des plaies sont devenues plus rares, des opérations jadis meurtrières ont donné des succès nombreux; si bien que la plupart des chirurgiens accordent au pansement antiseptique une efficacité réelle.

Comment agit-il? Est-ce en détruisant les bactéries? Est-ce en modifiant directement la plaie?

L'action bactéricide, Demarquay et Ranke (1) la nient. Ils ont vu l'un et l'autre pulluler les vibioniens sous le pansement de Lister.

Récemment un élève de Lister, le docteur Cheyne (2), s'est occupé de cette question et est arrivé aux résultats suivants :

Dans les pansements faits par Lister lui-même, le pus est sans odeur, il ne contient que des leucocytes infiltrés de granulations, mais aucun vibrionien adulte vivant. Ce pus cultivé donne naissance au bout de quelques jours à un grand nombre de micrococus, tandis que, dans celui des pansements mal faits, il se

(1) Ranke, *Centralblatt*, 1874.
(2) Cheyne, *The Lancet*, mai 1879.

produit des bactéries, deux formes qui pour Lister et Cheyne sont de nature différente. Geral Yeo a tenu à s'en assurer par des expériences sur les animaux et il a constaté que les liquides purulents à bactéries tuent les lapins en quatre jours, tandis que ceux qui ne contiennent que des micrococcus sont inoffensifs.

Ces auteurs ont vu qu'une solution phéniquée à 1/500 tue les micrococcus et les bactéries, mais peu à peu ces petits êtres s'acclimatent au milieu phénique et supportent très-bien une solution à 1/300 (micrococcus), à 1/500 (bactéries).

Ils concluent que les germes apportés par l'air peuvent se développer sous le pansement antiseptique; tant qu'il a des micrococcus il n'y a rien à craindre, le danger commence dès qu'il y a des bactéries.

Cheyne et Geral Yeo concluent à l'efficacité du pansement de Lister; s'il ne prévient pas absolument l'apparition des vibrioniens, il détruit au moins ceux qui sont nuisibles, ce qui est le point essentiel.

Dans le pus recueilli sous des pansements de Lister qui étaient loin d'être tous irréprochables, j'ai ordinairement constaté l'absence de bactériens en bâtonnets ou en chapelets mobiles; presque toujours j'ai trouvé des micrococcus. Ce pus, contenu dans des éprouvettes bien bouchées et au préalable fortement chauffées pour détruire les germes qui auraient pu y exister, renfermait deux ou trois jours plus tard de nombreux microbes mobiles. Dilué avec 1/3 d'eau et injecté à des animaux dans le tissu cellulaire sous-cutané, il a donné les résultats suivants (Pus pris dans le foyer d'une fracture de jambe compliquée de plaie) :

3 *Cobayes*. Injection de 10 gouttes.
1 Noyau inflammatoire qui se résout.
1 Abcès limité. Guérison.
1 Abcès plus étendu. Mort le 12e jour.

3 *Lapins*. Injection de 5 gouttes.
2 Nodule inflammatoire qui ne suppura pas.
1 Phlegmon diffus. Mort le 6e jour.

4 *Rats*. Sur trois : accidents locaux légers. Guérison.
1 Phlegmon diffus. Mort. Deux abcès dans le poumon.

Rosenbach (1) a fait des injections dans le tissu cellulaire sous-cutané, avec du pus *bonum et laudabile* pris dans des fractures compliquées, des articulations ouvertes suppurant. Il le dilue dans une quantité égale d'eau et fait à des lapins, à des chiens, des injections sous-cutanées de 4 à 5 centimètres cubes; des phlegmons diffus se produisent et les animaux succombent, 4 fois sur 5, au bout de trois à dix jours avec les symptômes de la septico-pyohémie.

Quand il dilue avec quantité égale d'une solution phéniquée à 10 0/0, sur 5 fois il obtient 2 fois la mort avec phlegmon diffus, 3 fois des abcès limités « larges comme une main d'homme avec pus de bonne nature », et les animaux finissent par guérir, après avoir présenté un état fébrile grave pendant cinq à huit jours.

Avec les solutions phéniquées à 5 0/0 le même pus provoquait des abcès étendus, une fièvre intense, la mort était aussi fréquente que la guérison. Quand, au

(1) Untersuchungen uber den Ein fluss der Carbols aûre. Gottingen, 1872.

lieu du pus frais provenant d'une inflammation aiguë intense, Rosenbach injectait du pus putride, l'addition d'une quantité égale d'une solution phéniquée à 10 0/0 restait souvent sans effet aseptique; avec la solution à 2 0/0 il n'y avait aucune modification certaine de la septicité du pus.

Les doses d'acide phénique étaient considérables (5 centigrammes), leur action antiseptique peu certaine; de ces expériences il résulte que, pour obtenir une neutralisation de la septicité, il faut employer des quantités d'acide phénique suffisantes pour provoquer des symptômes d'empoisonnement.

J'ai essayé de détruire la septicité du sang pris sur des lapins que j'avais rendus septicémiques, au moyen de divers agents. J'injectais sous la peau 1/5 de goutte diluée dans 15 gouttes d'eau pure ou des solutions antiseptiques à 1/100.

1° Avec l'eau pure, sur trois cobayes deux moururent le deuxième et le troisième jour, un guérit après des accidents généraux graves.

2° Avec la solution phéniquée. Un cobaye meurt le troisième jour. Un autre a un abcès limité et finit par guérir. Le troisième guérit très-vite.

3° Avec la solution iodique. Le premier cobaye n'a pas d'accidents, le second a un abcès limité et quelques symptômes graves. Il guérit. Je répète ces expériences sur des rats blancs.

1° Avec l'eau pure. Trois rats injectés, trois morts (1er, 3e, 7e jour.)

2° Avec la solution phéniquée. Trois rats. Deux meurent (3e et 5e jour), le troisième guérit.

3° Avec la solution d'acide salicylique. Trois rats. Deux morts (le 2e jour). L'autre a un petit abcès et guérit.

4° Avec la solution de benzoate de soude. Trois rats. Trois morts; deux le second jour, l'autre le cinquième.

Dans cette série de faits, la mortalité a été diminuée par les antiseptiques, employés d'ailleurs à doses élevées (15 gouttes d'une solution à 1/100, ne neutralisent pas d'une manière sûre la septicité de 1/5 de goutte de sang septicémique.)

J'ai obtenu des résultats analogues avec du sang putréfié ; d'après une centaine d'expériences, je suis amené à conclure que les solutions à 1/100 ajoutées, une heure ou deux avant l'injection, à la dose de 10 à 20 gouttes, ne diminuent pas d'une façon certaine la septicité des divers liquides septiques.

Quand l'injection de l'agent toxique est faite isolément et que quelques instants après on pratique des injections antiseptiques, est-il possible de prévenir la septicémie ? Colin, Laborde n'ont pas réussi avec le sulfate de quinine, l'acide phénique.... Picot a eu beau saturer les animaux en expérience de silicate de soude avant, pendant et après l'inoculation, il n'a pas empêché la maladie de suivre son cours.

Récemment Bacchi (1) a présenté à l'Académie des sciences le résultat d'expériences qui l'amènent à conclure que le phénate de soude peut enrayer la bactériémie chez les grenouilles. Il introduit sous la peau de la patte une goutte de sang prise dans le cœur d'une autre grenouille morte de bactériémie. Un ou deux jours après, l'animal est très-affaibli ; il présente de l'hyperesthésie réflexe ; son sang contient beaucoup de bactéries. Le lendemain ou le surlendemain, la grenouille meurt. En injectant 125 millièmes de milligramme de phénate de soude sous la peau, la guérison était obtenue presque dans tous les cas. Bacchi conclut que pour obtenir la guérison de la bactériémie chez les grenouilles il faut environ 4/1,000

(1) Académie des sciences, 9 juin 1879.

de milligramme de phénate de soude par gramme du corps de l'animal.

Bergmann avait déjà reconnu que le même agent septique agit différemment chez des grenouilles de même poids, de même force. Les unes mouraient dans les convulsions au bout de deux à trois heures, d'autres deux ou trois jours après ; un certain nombre n'éprouvaient pas d'accidents.

A quoi tiennent ces différences ? Je suis porté à croire qu'il faut, chez la grenouille et peut-être aussi chez tous les animaux à sang froid, tenir compte de la température ambiante. J'ai fait au mois de juin des injections de 1/2 goutte de sang septicémique à huit grenouilles ; quatre sont mises dans l'eau au soleil (température de 20° à 25°), trois d'entre elles meurent au bout de vingt-quatre à trente heures. Quatre sont mises dans un endroit frais, toutes les deux heures pendant le premier jour, un petit bloc de glace est placé dans l'eau pour que sa température ne dépasse pas 8° ou 10°. Une seule meurt. Les basses températures empêchent-elles la végétation des bactéries dans le sang et enrayent-elles ainsi la marche de la septicémie ? La chose est possible ; mais des expériences plus nombreuses et plus précises sont nécessaires pour que la démonstration soit complète. Ces résultats doivent être rapprochés de ceux qu'obtient M. Pasteur en refroidissant les poules auxquelles il inocule du sang charbonneux.

Il paraît démontré par les observations déjà citées de Davaine et Raimbert que l'acide phénique, la teinture d'iode guérissent la maladie charbonneuse. Au contraire les injections plusieurs fois répétées des agents antiseptiques sont peu ou point efficaces contre la septicémie, qu'on les emploie avant ou après le début des accidents. Ces différences tiennent peut-être à ce que le sang des animaux charbonneux ne contient que des bactéries adultes qu'il est facile de détruire par l'air comprimé, la chaleur (55°) des solutions faibles d'acide phénique, de teinture d'iode, tandis que dans les humeurs des septicémiques il existe de nombreux corpuscules germes qui résistent beaucoup plus et contre lesquels ces médicaments diffusés dans l'organisme sont impuissants. Il faut probablement aussi tenir compte du poison septique qui paraît jouir d'une grande stabilité chimique, ainsi que cela résulte des travaux de Bergmann, Panum et Sonnenschein.

Le pansement antiseptique de Lister a donné d'excellents résultats ; il prévient dans un grand nombre de cas la fièvre traumatique, et depuis qu'on l'emploie la septicémie et la pyohémie ont presque absolument disparu des hôpitaux. Des opérations jadis meurtrières ont donné de nombreux succès. Ses modes d'action sont multiples. Lister voit surtout dans l'acide phénique et ses congénères un bactéricide ; on ne peut contester que ces agents ne ralentissent la prolifération des microbes, qu'ils ne diminuent leur activité et leur aptitude à pénétrer dans l'organisme. Mais, comme Morgan et Humphrey, il faut tenir compte de la coagulation des albuminoïdes qui forment à la surface de la plaie une couche protectrice qui s'oppose efficacement à l'absorption des produits septiques (1). Avec le pansement de Lister la plaie est propre, la couche des bourgeons charnus n'a pas à souffrir autant qu'avec le pansement classique au cérat et à

(1) *The Lancet*, avril 1872.

la charpie. Dans ce dernier cas, malgré beaucoup de précautions la plaie est toujours plus ou moins excoriée, elle saigne ; un frisson, un accès fébrile passager, de la lymphangite sont souvent la conséquence de ce traumatisme opératoire. Toutes les fois qu'on l'évite, on se met à l'abri des complications fébriles, bénignes ou graves, qui en sont fréquemment la suite. C'est ce que réalise le pansement à découvert employé depuis quelques années dans divers hôpitaux en Amérique, en Allemagne, à Zurich.

Kroenlein a fait récemment une étude comparative des résultats fournis par le pansement à découvert et les pansements antiseptiques.

Dans les services de Wolkmann, à Halle, de Thiersch, à Leipzig, la méthode antiseptique a donné, pour les amputations, une mortalité de :

Cuisse.......	55,5 0/0	Jambe.......	15,3 0/0
Pied	27,7	Bras	30
Avant-bras...	10	Main........	0

Avec le pansement à découvert la mortalité a été :

Cuisse.......	35,7 0/0	Jambe.......	18 0/0
Pied	20	Bras	14,2
Avant-bras...	0	Main........	0

(Kroenlein, *Arch. fur Chir.*, t. IX).

Il est regrettable que les faits dont se compose cette statistique n'aient pas été recueillis dans des conditions identiques.

En 1876, au Congrès des chirurgiens allemands, Wolkmann présenta une série de 49 fractures compliquées de plaies, avec un seul cas de mort.

Les injections antiseptiques intra-utérines sont à

l'ordre du jour. En Allemagne, Münster, Schülein, Richter ont publié des statistiques qui, d'après eux démontrent qu'on peut prévenir la septicémie puerpérale. Leur action n'est pas contestable; pour l'expliquer il faut tenir compte du lavage de l'utérus dans lequel les lochies n'ont pas le temps de se décomposer. J'en ai pratiqué un grand nombre pendant mon internat à la Maternité et je partage l'opinion de mon maître M. le professeur Laroyenne qui attribue leur action au nettoyage de la cavité utérine, à la coagulation des albuminoïdes au niveau de la plaie placentaire, peut-être aussi à l'accélération qu'elles impriment à l'involution de l'utérus.

Spencer-Wells a longtemps hésité à appliquer la méthode de Lister dans les opérations d'ovariotomie, craignant que le spray ne produisît un refroidissement dangereux pour le péritoine. Mais en présence des opérations heureuses de Schrœder, Kocher, Olshausen, il se décida à l'employer. Dans une série de 14 opérations où le pansement fut appliqué dans toute sa rigueur, il obtint 13 succès. Thomas Keith regarde le spray comme très-utile dans l'ovariotomie. Enfin depuis qu'ils emploient le pansement de Lister, Olshausen et Hegar ont vu la mortalité baisser de 1 sur 2 à 1/5 (1).

Depuis le mois de mai 1877, de Græfe emploie le pansement phéniqué dans l'extraction de la cataracte. Avant cette époque, ses insuccès s'élevaient à 5 ou 6 0/0, depuis ils se sont réduits à 1 1/7 0/0. Il ne fait

(1) Spencer-Wells. British Med. journal, 1878.

pas usage du spray, mais, un peu avant l'opération, il lave les paupières et le pourtour de l'orbite avec une solution à 2/100. Une éponge phéniquée est en outre laissée quelques instants sur l'œil. Pour le pansement, il trempe le lint dans une solution d'acide borique au 4/100. Le pansement est changé toutes les 24 heures, pendant les quatre ou cinq premiers jours.

On a fait diverses objections à l'acide phénique, son odeur est désagréable, il est irritant, de plus il est toxique. Lielewiez cite trois cas d'empoisonnement graves survenus chez des enfants après le spray et le lavage de plaies d'amputation avec des solutions phéniquées (1).

Küster a observé, en trois ans, cinq cas d'empoisonnement consécutif à l'application de l'acide phénique sur des plaies. Quatre cas furent suivis de mort. Cet auteur a pu réunir vingt cas, analogues aux siens. Dans des expériences plusieurs fois répétées, il a constaté que la dose mortelle pour les chiens était le 76/10,000 du poids de leurs corps. Quand l'animal est déjà malade ou affaibli par des hémorrhagies des doses beaucoup moindres sont mortelles (2).

Les symptômes de l'intoxication sont très variés, ils consistent en du malaise, de la céphalalgie, des vomissements, les extrémités se refroidissent et les malades tombent dans le collapsus ; chez les enfants, il y a ordinairement des convulsions. On devra toujours examiner l'urine, et quand elle prendra une couleur

(1) Allgem Medic Centr. Zeitung, n° 98, 1878.
(2) Berlin. Klin. Wochens, avril et mai 1878.

brune trop foncée, on diminuera les doses. D'après Sounenburg (1), le sulfate de soude est le meilleur antidote, il agirait en formant un sulfophénate non toxique. L'emploi simultané de ce sel et de l'acide phénique permet de continuer longtemps et sans dangers l'usage de ce dernier.

J'ai observé que les rats étaient très-sensibles à l'action toxique de cet agent. Deux injections de 10 gouttes d'une solution à 1/100 d'acide cristallisé, faites à deux ou trois heures d'intervalle, produisent de la prostration et même la mort. Pour les cobayes, il faut des doses au moins doubles.

On a, pour ces divers motifs, substitué à l'acide phénique des agents ayant les mêmes propriétés que lui, sans ses inconvénients.

Acide salicylique. — Il est employé par Thiersch, Kolbe; d'après Zürn, l'acide phénique serait un bactéricide beaucoup plus énergique que l'acide salicylique. A ce point de vue, c'est l'acide benzoïque qui serait le plus efficace, au dire de Salcowsky. Enfin, selon Lapper, l'activité antiseptique des divers agents serait représentée par les nombres proportionnels suivants:

Acide salicylique.......	3	Sulfophénate de zinc...	9
Salicylate de chaux.....	3	Acide benzoïque........	6
Sulfosalicylate de zinc.	6	Sulfate de quinine......	21
Acide phénique........	6	Bisulfate de soude......	3

L'acide salicylique est peu soluble dans l'eau (1/300), l'addition de 95 d'alcool permet de faire des solutions plus concentrées. Elles irritent moins les plaies que les solutions phéniquées et n'ont jamais

(1) Sounenburg, Deutsche Zeitsch für Chirurgie, 1878.

produit de symptômes d'intoxication semblables à ceux qu'occasionnent ces dernières. On a signalé l'apparition de l'albumine dans les urines (Gubler, *Bullet. de thérap.*, 1878), le spray avec une solution forte (1/300) provoque la toux, du larmoiement, le coryza.

Quant aux résultats chirurgicaux, ils ne sont pas inférieurs à ceux qui donne l'acide phénique.

Acide borique.—Westerland (1872), Mystrom (1872), Goodlee (1873) ont vanté les solutions d'acide borique. Lister l'emploie beaucoup depuis 1873. Ce sel, peu soluble dans l'eau froide, l'est beaucoup dans l'eau chaude. Aussi quand on trempe le lint dans une solution chaude concentrée et qu'on le retire, ce sel se dépose dans la trame du lint qui constitue dès lors un excellent antiseptique (Lister). Guyon a obtenu de bons résultats dans les catarrhes chroniques de la vessie avec décomposition ammoniacale de l'urine, en faisant des injections intra-vésicales. Il a été incorporé dans des pommades par Lister, Bateman, Cane.

Westerland se sert pour le pansement des plaies de la solution suivante: acide borique 2, alun 1, eau 100. Elle n'est ni irritante ni toxique. Pour les régions dans lesquelles l'application des diverses pièces qui constituent le pansement occlusif de Lister est difficile ou impossible, il emploie une pommade composée de: acide borique 1, huile 2, cire 1.

Thymol. — D'après Ranke, une solution à 1/1,000 est tout aussi antiseptique que des solutions phéniquées trois ou quatre fois plus concentrées.

Nous n'en finirions pas, si nous voulions citer tous

les médicaments employés comme antiseptiques et toujours avec le plus grand succès, ce qui pourrait faire douter de l'efficacité des meilleurs. Le permanganate de potasse, l'alcool, l'hydrate de chloral, l'eau salée, l'essence de térébenthine, la créosote et bien d'autres encore ont fait merveille, dans le pansement des plaies.

On est peu à peu arrivé à des solutions d'acides picrique, chromique, de chlorure de zinc suffisamment concentrées pour produire des cautérisations profondes. Nous ne contestons pas leur utilité, reconnue déjà par les chirurgiens lyonnais (Bonnet, Barrier, Valette) ; mais peut-on faire rentrer ces procédés thérapeutiques dans la méthode antiseptique ? Evidemment non; ils appartiennent à la méthode cathérétique.

CONCLUSIONS

> La philosophie consiste à s'arrêter là où les lumières de la physique nous abandonnent.
> (VOLTAIRE).

I. La septicémie et la pyohémie sont des affections qui surviennent dans des conditions analogues en apparence.

Très-fréquemment, elles se présentent sous une forme mixte : la septico-pyohémie.

Au point de vue anatomique, il existe, dans l'une et dans l'autre, des altérations profondes du sang et des glandes vasculaires sanguines, des congestions diffuses, des exsudats hémorrhagiques à la face profonde des séreuses, des muqueuses et dans la profondeur des organes, des inflammations aiguës parenchymateuses et interstitielles.

Les abcès métastatiques sont regardés comme caractéristiques de la pyohémie.

Dans beaucoup de cas, la pyohémie semble n'être qu'une terminaison de la septicémie.

Souvent aussi, avec les symptômes de la septicémie, existent les lésions regardées comme propres à la pyohémie.

Les symptômes cliniques de la pyohémie ne coïncident pas toujours avec la présence d'abcès métastatiques.

Ces deux affections paraissent donc peu ou point différentes dans leur nature.

II. On les a attribuées : 1° à la résorption du pus formé dans la plaie ou dans les veines et les lymphatiques qui en partent ; 2° à l'introduction dans le torrent circulatoire de matières septogènes formées dans la plaie ou venues du dehors. On a admis que l'absorption pouvait se faire par la plaie, par l'appareil respiratoire, plus rarement par les voies digestives.

Les auteurs ne s'accordent pas sur la nature de l'agent septique.

Les uns admettent que c'est un composé chimique fixe et soluble, produit des modifications que subit, après la mort, la matière organisée, soit spontanément, soit par l'intervention des protorganismes qui déterminent la putréfaction.

D'autres attribuent la septicité à des éléments figurés inertes ou vivants qui agissent par eux-mêmes ou à titre d'agents septifères, fixant le poison à leur surface et le disséminant dans l'organisme.

Enfin, on a regardé certains microbes comme les agents uniques de la septicémie ; ils pénétreraient dans l'organisme, s'y multiplieraient, vivant, à la manière de parasites, aux dépens des humeurs et des solides.

Aucune de ces théories n'est établie sur des preuves irrécusables.

On n'a pas différencié non plus le poison septicémique du poison pyohémique.

Le premier serait plus spécialement pyrogène; le second posséderait une action phlogogène spécifique. Tout autant de mots qui cachent mal notre ignorance.

III. L'existence des médicaments antiseptiques est très-douteuse. Aux doses ordinaires, ils n'agissent que peu ou point; à hautes doses, ils deviennent dangereux.

Quant à l'action très-réelle des pansements antiseptiques, on peut l'expliquer, sans qu'il soit besoin d'admettre des propriétés spécifiques. Comme d'autres pansements, ils modifient la surface de la plaie, resserrent les capillaires, coagulent les albuminoïdes, qui forment ainsi une couche isolante, laquelle s'oppose à l'absorption des produits septiques. Ils ménagent mieux que les pansements anciens, à la charpie et au cérat, la couche éminemment protectrice des bourgeons charnus.

BIBLIOGRAPHIE

GASPARD. Mém. sur les malad. purulentes et putrides. (Journal de Magendie, 1822).

DUPUY et TROUSSEAU. Arch. gén. de médecine, 1826.

DANCE. De la phléb. utérine et de la phl. en général. Arch. de méd., 1828.

VELPEAU. Th. de Paris, 1823 (Résorption du pus).

D'ARCET. Rech. sur les abcès multiples. Th. de Paris, 1842.

SÉDILLOT. Traité de la pyohémie, 1849. Paris.

BILLROTH. Arch. für Klin Chir., 1862 (Beobacht studien uber wundfieber und accidentelle Wundrkankh.

BILLROTH. Dritt abhandlung. Arch. de Langenbeck, 1868.

— Neue Beob ü wund fieber. Arch. fur Kl. Chi., 1872.

BERGMANN. Das putrid gift und put intoxicat, 1868. Dorpat.

PANUM. Das putrid gift, die Bacterien, die putrid infect oder intoxication un die septicemia. (Arch. fur pathol. Anat. und phy., 1874).

O. WEBER. Exp. studien ueber pyœmia. septicemia und Fieber. Deut Klin, 1864.

STICH. Die acute wirkung putrider stoffe in Blut (in Annalen der Charité. Berlin, 1853).

BLUM. De la septic. aiguë. Th. de Strasbourg, 1870.

Acad. de médecine. 1869-1871. Discussion sur l'infect. purulente (Verneuil, Gosselin, Guérin...).

Acad. de Médecine. 1872-1873. Septicémie expérimentale. (Davaine, Colin, Vulpian, Béhier, Bouley, Leblanc). (Étude des générat. successives du sang septicémique. — Différences selon les espèces animales. — Gangrène et nécrobiose. Bistournage par Chauveau.

PASTEUR. Acad. des sciences, 1877. Résistance des germes.

Bactérie septique. — Acad. de méd., 1878. Vibrion septique.

PASTEUR et JOUBERT. 29 avril 1878. Acad. de médecine. « La théorie des germes et ses applications à la médecine. »

PASTEUR et JOUBERT. Acad. des sciences, 1878. « Le charbon chez les poules. »

FELTZ. Acad. des sciences, 1877. Influence des hautes pressions sur les protorganismes. « Les germes résistent pendant 50 jours à 20 et 30 atmosph. d'oxygène pur. »

Paul BERT. Soc. de Biologie, 1877. Act. de l'air comprimé sur les vibrioniens.

FELTZ. Acad. des sciences, 1877. Filtrat. des liquides septiques : « La sérosité, privée de tout élément figuré, est inoffensive. »

RICHELOT. Étude critique sur la septic.

— Des rapports qui unissent la sept. et la pyoh. Un. méd., 1871.

NEPVEU. Présence des bactéries dans les collect. sous-cutanées. (Gaz. méd., 1875).

Ant. MAGNIN. Les bactéries. (Paris, 1878).

BURDON-SANDERSON. Lect on the occur of organic forms in connection with contagious and infective diseases. (Brit. med. jour., 1875).

Ch. BASTIAN. Combat les idées de B.-Sanderson, admet la génération spontanée des microbes, nie qu'ils aient un rôle dans la pathogénie des maladies infectieuses. (Brit. med. journal, 1875).

KLEBS. Beitrage zür Kentniss der Micrococcus. (Arch. fur exp. patholund pharm., 1873). Regarde le miscrosporon septicum comme le parasite spécial de la septicémie.

RICHARDSON. Am. journal of med. sc., 1867. L'auteür a avalé des liquides pleins de bactéries, qu'il a retrouvées dans son sang, et n'a pas ressenti de malaise.

ONIMUS. Acad. de méd., 1873. Dialyse du sang de bœuf. Innocuité des injections sous-cutanées d'eau remplie de vibrioniens.

HILLER. Arch. fur Klin Chir., 1875. Il s'injecte à lui-même des liquides où grouillent de nombreux microbes. Pas d'accidents.

CHAUVEAU. Physiol. générale des virus et des mal. virul. (Rev. scient., 1871).

CHAUVEAU. L'agent pyohémique. (Rev. scient., 1875).
— Étude sur les prop. du pus. (Lyon Méd., 1872).

NEPVEU. Des bact. et de leur rôle pathol. (Rev. des sciences méd., 1878).

MAISONNEUVE. Mém. sur les intoxicat. chirurg. (Acad. des sciences, 1866).

BILLROTH (traduct. de Culmann). La fièvre traumat. (Arch. de méd., 1866).

RIESS. Zur patholog anatomie des Blutes. (Reichert's und der Bois Reymond. (Arch., 1873).

NEDSVETZKI. Zür histol der Mensch blutes. Centralblat, 1873.

MOXON et GOODHART. Guy's hosp Rep., 1875. « On a souvent pris pour des hémoccocos des granulations graisseuses fréquentes dans le sang des dyspeptiques. »

BURDON-SANDERSON. Brit. med. journal, 1878 : L'auteur fait jouer un très-grand rôle aux microbes.

BRAIDWOOD. De la pyohémie (traduit par Alling, 1870).

HUETER. Septic et pyem. in Handbuch Allgm and speciell chir de Pitha et Billroth.

HOLMES. Surgery. Principles and practice.

RANKE. Die Bact vegetation unter dem Lister'sche verbande. (Central blat fur Chirurg., 1874).

CHEYNE. The Lancet, 1879, may. — « Sous les pansements faits par Lister lui-même, on ne trouve que des micrococcus, pas de bactéries. »

FISCHER. Der Lister'sche verbande und die Organism unter demselben (Deutsch Zeitsch fur Chir., 1876).

WITHE. Etat de collapsus après des inject. phén. dans une fistule osseuse du tibia. (Brit. med. journal, 1871).

UMMETHUM. Experim. Beitrag zur Toxicol der Creos und Carbolsaure, Gottingen, 1870.

DOUGALL. The Lancet, 1871, Décembre. Chromic acid as an antiseptic.

Il est 10 fois plus énergique que l'acide phénique.
— 15 fois — l'acide nitrique.
— 50 fois — le chloral.

Curie. L'ac. picrique dans le pansement des plaies, 1876. (In Rev. de thérap. méd. chirurg).

Lucas-Championnière. Chirurgie antiseptique.

La Medicina contemporanea, mai 1879. P. 420-22. Empoisonnement par l'ac. phénique. Sulfate de soude comme antidote.

Lister. On the antiseptic princip in the practice of surgery. (Lancet, 1867).

·Thamayn. Der Lister'sche Verband. Leipsig, 1875. (Ce travail est un résumé des mémoires de Lister sur le rôle des microbes dans les maladies chirurgicales et le mode d'action, ainsi que les applications du pansement antiseptique).

Lapper. Dublin journal, 1876. (Recherches comparatives sur l'activité des divers antiseptiques).

Lister. On boracic acid as an antiseptic. (Lancet, 1875).

Thiersch. Pansement de Lister. Acides salicyl. et phén. N°s 84 et 85 de Samm Klin Vort de Wolkmann.

Davaine. Rech. sur l'act. des subst. antisep. sur le virus de la septic. (Soc. de Biologie, 1874).

Demarquay et Colin. De l'act. des antisept. sur les organismes inf. (Gaz. méd., 1874).

Laborde. Septic. expérim. Rech. sur les antisept. (Tribune méd., 1875).

Feser und Friedberger (Berlin Klin Wochens., 1875). Déclarent l'ac. salicylique complètement inactif contre la septicémie.

Bochefontaine. Action de la quinine sur les vibrions. (Arch. de physiol., 1873).

Binz. Act. de la quinine. (Arch. de phys., 1868).

Acad. de mé., 1875 : Davaine, Raimbert. Efficacité de la teint. d'iode et de l'ac. phénique en injections sous-cutanées contre le charbon.

Lyon, Assoc. typ. — C. Riotor, rue de la Barre, 12.

www.ingramcontent.com/pod-product-compliance
Ingram Content Group UK Ltd.
Pitfield, Milton Keynes, MK11 3LW, UK
UKHW051021210726
13857UKWH00007B/1079

9 782011 928924